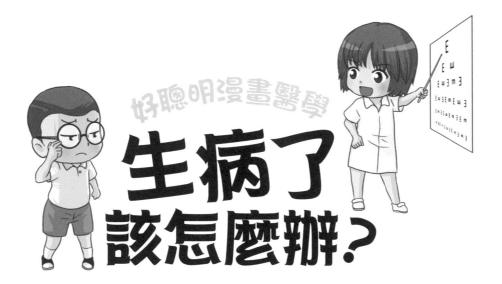

好聰明漫畫醫學

# 生病了
## 該怎麼辦？

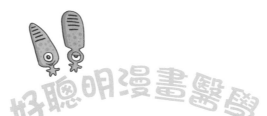

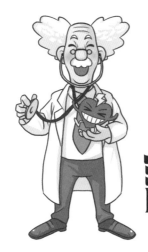

# 生病了
# 該怎麼辦？

編劇／謝宜珊、郭雅欣 等　漫畫／曾建華

知識專欄／張容瑱

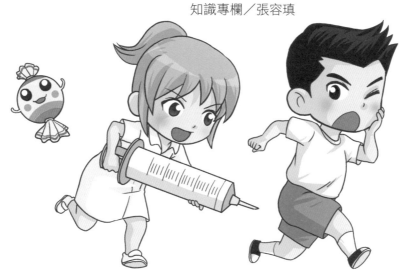

遠流

深具創意的一本好書！讓孩子們更有熱情學習的動力，在漫畫中了解醫學知識。

—— **白永嘉**　新竹馬偕醫院急診外科主任、美國心臟學會主任導師

在青少年的成長理解中，對於自己身心的探索是最初也是最重要的過程——科學少年這一套《好聰明漫畫醫學》正好滿足了孩子們這樣的基礎需求！全書以孩子們日常最切身的近視、蛀牙、流感……作為閱讀與理解的切入點，幽默情境與科學理論並陳，絕對是市面上少見的青少年醫學類書籍！想要透過閱讀建立科學素養嗎？想要藉由閱讀燃起對醫學的熱情嗎？這一套醫學漫畫絕對是您的最佳選擇！！

—— **林季儒**　基隆市銘傳國中閱讀推動教師

有趣的《好聰明漫畫醫學》用淺顯易懂的漫畫形式，解釋很多生活中會遇到的醫學常識，例如：近視是真的假的、結膜炎，氣壓變化造成的中耳炎，甚至教小朋友色盲的性聯遺傳……等等，都是很值得父母和小孩一起了解的健康知識。本書用小朋友喜歡的圖像表達，推薦給各位父母。

—— **徐嘉賢**　「黑眼圈奶爸 Dr. 徐嘉賢醫師」粉專創辦人

學習本該是快樂的，看漫畫長知識，一舉兩得！！

—— **陳映庄**　禾馨醫療兒科醫師

內容正確度很高，且編排上兼顧了趣味。用漫畫加小故事的方式，把健康的知識介紹給孩子，想必孩子會愛不釋手！

—— **楊為傑**　「白袍旅人 兒科楊為傑醫師」粉專創辦人

醫學常識一定要從小培養起啊！

—— **蘇怡寧**　禾馨醫療暨慧智基因執行長

（依姓氏筆畫排序）

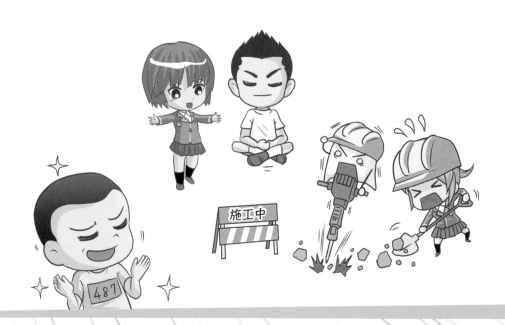

## 蓓蓓

粉紅色頭髮、最喜歡紮馬尾，
個性樂天可愛，又有些迷糊，
暗戀對象是小杰。

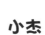

## 小杰

科少國中足球隊隊員，是
位眼中只有足球的陽光男
孩，個性單純爽朗，夢想
是成為足球國手。

## 哈達爺爺

什麼都知道的醫學博士，長得有
點像愛因斯坦！總是可以在小朋
友需要他的時刻，「路過」、「經
過」各種場景。

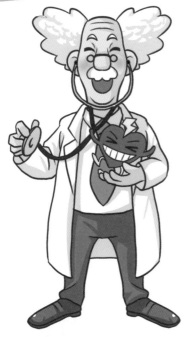

## 大頭

小杰的好搭檔，個性
大剌剌又搞笑，最喜
歡捉弄蓓蓓，是標準
的「臭男生」。

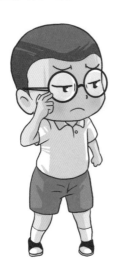

## 小香

個性溫和善良，是蓓蓓
最好的朋友，最喜歡玩
模擬戰鬥機電玩，學習
能力驚人！

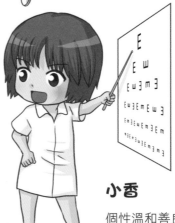

# 目錄

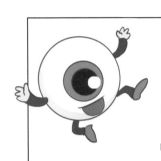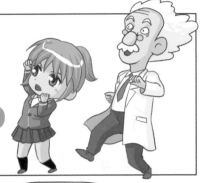# 近視，真的假的？

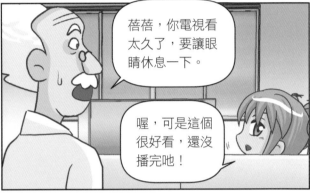

蓓蓓，你電視看太久了，要讓眼睛休息一下。

喔，可是這個很好看，還沒播完咃！

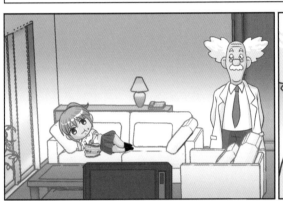

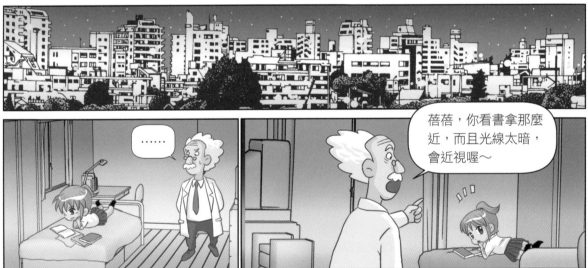

……

蓓蓓，你看書拿那麼近，而且光線太暗，會近視喔～

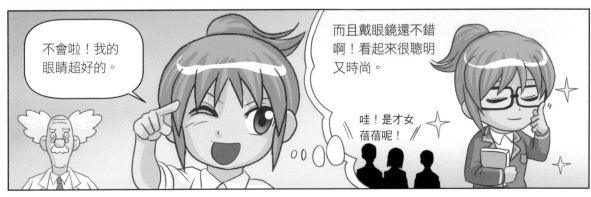

不會啦！我的眼睛超好的。

而且戴眼鏡還不錯啊！看起來很聰明又時尚。

哇！是才女蓓蓓呢！

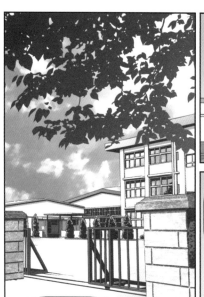

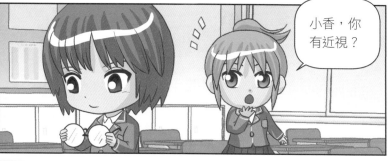
小香，你有近視？

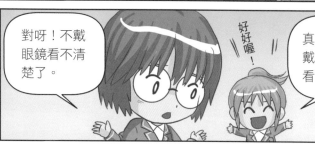
真羨慕！我覺得戴眼鏡真的很好看、很聰明。

對呀！不戴眼鏡看不清楚了。

好好喔！

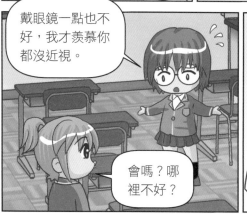
戴眼鏡一點也不好，我才羨慕你都沒近視。

會嗎？哪裡不好？

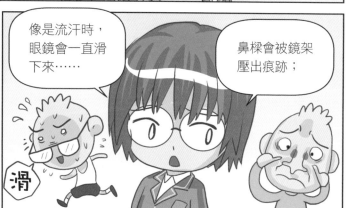
像是流汗時，眼鏡會一直滑下來……

鼻樑會被鏡架壓出痕跡；

滑

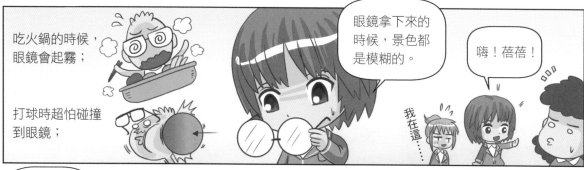
吃火鍋的時候，眼鏡會起霧；

打球時超怕碰撞到眼鏡；

眼鏡拿下來的時候，景色都是模糊的。

嗨！蓓蓓！

我在這……

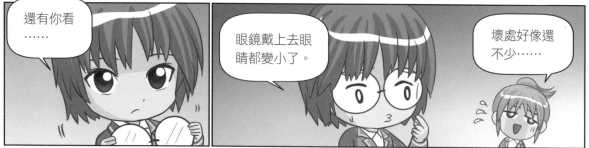
還有你看……

眼鏡戴上去眼睛都變小了。

壞處好像還不少……

9

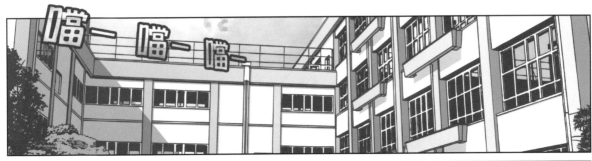

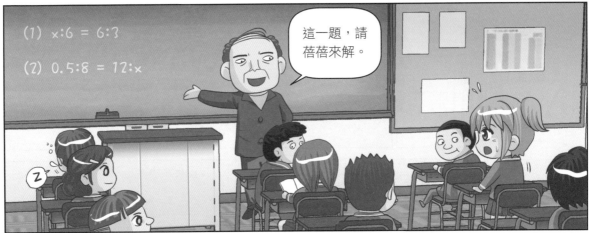

(1) x:6 = 6:3

(2) 0.5:8 = 12:x

這一題,請蓓蓓來解。

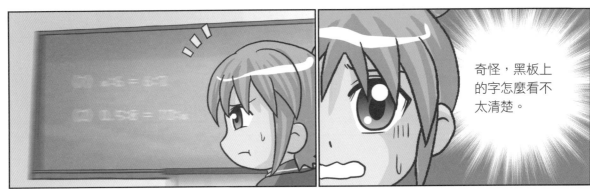

奇怪,黑板上的字怎麼看不太清楚。

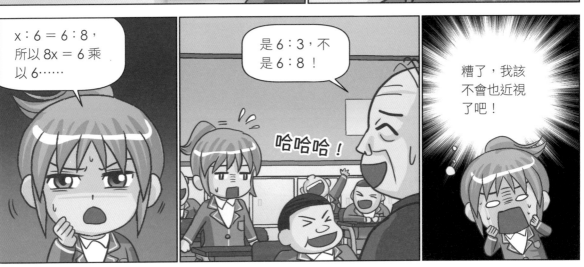

x:6 = 6:8,所以 8x = 6 乘以 6……

是 6:3,不是 6:8!

哈哈哈!

糟了,我該不會也近視了吧!

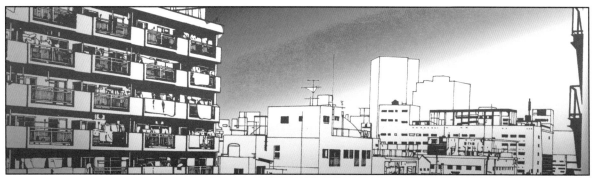

哈達爺爺！
哈達爺爺！

怎麼了？
蓓蓓。

爺爺，我好像
近視了。

什麼！？

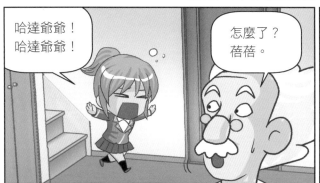

趕快去眼
科檢查。

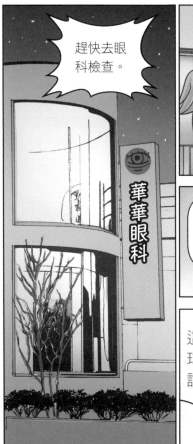

華華眼科

你這是「假
性近視」。

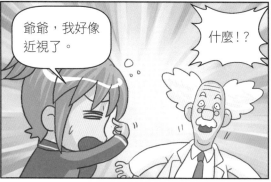

近視還有
「假的」？

其實啊……

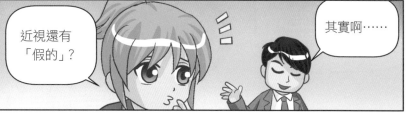

這就由我眼
球小精靈來
說明啦！

戲分怎麼這麼快就
被搶走了┬_┬

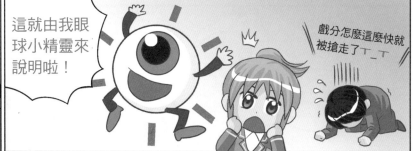

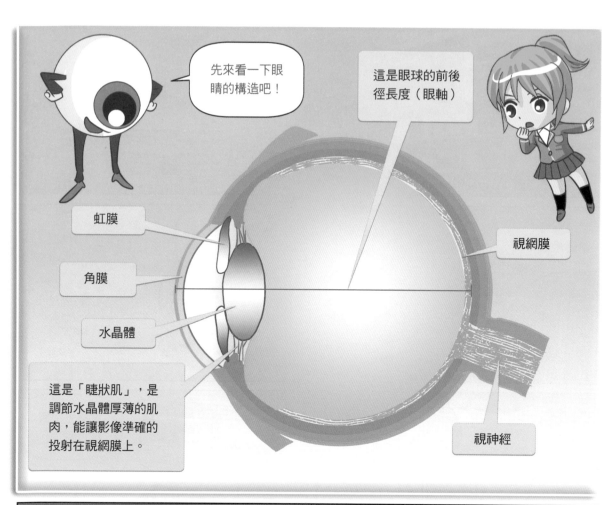

先來看一下眼睛的構造吧！

這是眼球的前後徑長度（眼軸）

虹膜

角膜

水晶體

視網膜

視神經

這是「睫狀肌」，是調節水晶體厚薄的肌肉，能讓影像準確的投射在視網膜上。

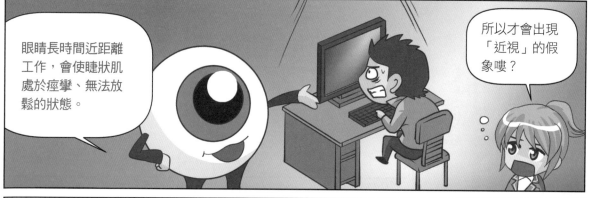

眼睛長時間近距離工作，會使睫狀肌處於痙攣、無法放鬆的狀態。

所以才會出現「近視」的假象嘍？

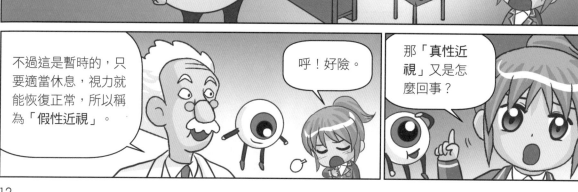

不過這是暫時的，只要適當休息，視力就能恢復正常，所以稱為「假性近視」。

呼！好險。

那「真性近視」又是怎麼回事？

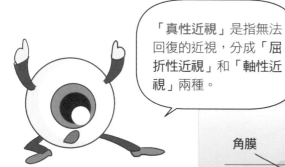

「真性近視」是指無法回復的近視，分成「屈折性近視」和「軸性近視」兩種。

臺灣學生大多屬於「軸性近視」的類型。

正常的眼球

角膜

「屈折性近視」是角膜或水晶體無法適當調節，使影像投影在視網膜前。

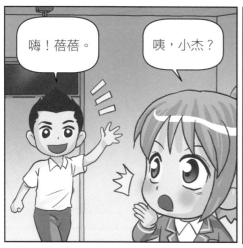

「軸性近視」則是眼軸長度過長，造成影像投影在視網膜前。

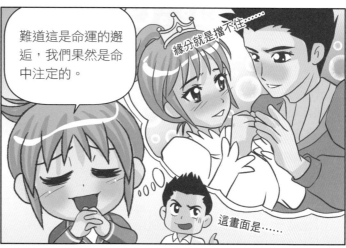

嗨！蓓蓓。

咦，小杰？

難道這是命運的邂逅，我們果然是命中注定的。

緣分就是擋不住

這畫面是……

你怎麼也來眼科？

難不成你也近視了？

我是來矯正遠視的。

遠視？看得遠也不行？

13

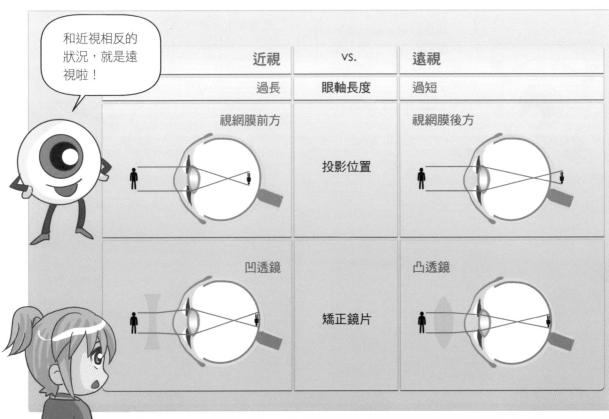

和近視相反的狀況，就是遠視啦！

| | 近視 | vs. | 遠視 |
|---|---|---|---|
| 眼軸長度 | 過長 | | 過短 |
| 投影位置 | 視網膜前方 | | 視網膜後方 |
| 矯正鏡片 | 凹透鏡 | | 凸透鏡 |

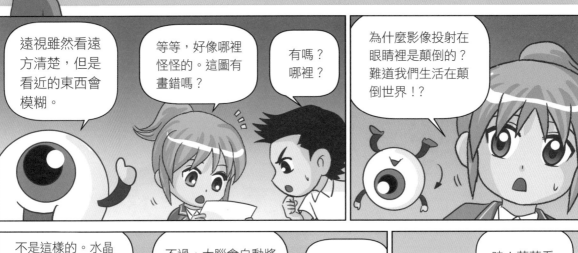

遠視雖然看遠方清楚，但是看近的東西會模糊。

等等，好像哪裡怪怪的。這圖有畫錯嗎？

有嗎？哪裡？

為什麼影像投射在眼睛裡是顛倒的？難道我們生活在顛倒世界！？

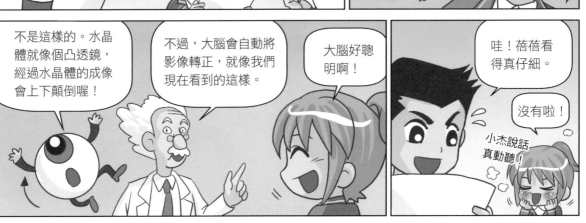

不是這樣的。水晶體就像個凸透鏡，經過水晶體的成像會上下顛倒喔！

不過，大腦會自動將影像轉正，就像我們現在看到的這樣。

大腦好聰明啊！

哇！蓓蓓看得真仔細。

沒有啦！

小杰說話真動聽！

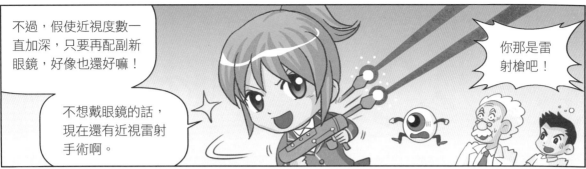

不過，假使近視度數一直加深，只要再配副新眼鏡，好像也還好嘛！

不想戴眼鏡的話，現在還有近視雷射手術啊。

你那是雷射槍吧！

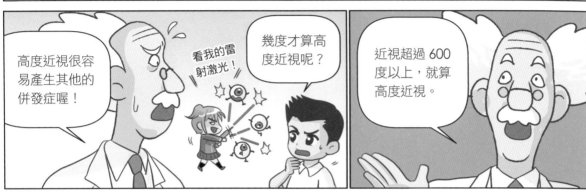

高度近視很容易產生其他的併發症喔！

看我的雷射激光！

幾度才算高度近視呢？

近視超過 600 度以上，就算高度近視。

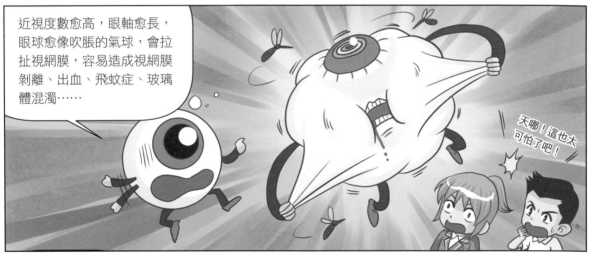

近視度數愈高，眼軸愈長，眼球愈像吹脹的氣球，會拉扯視網膜，容易造成視網膜剝離、出血、飛蚊症、玻璃體混濁……

天哪！這也太可怕了吧！

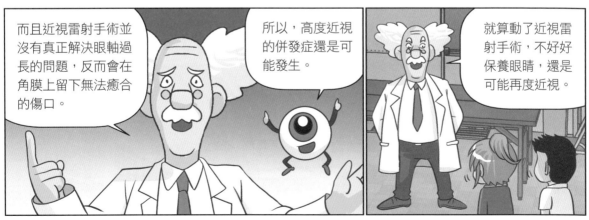

而且近視雷射手術並沒有真正解決眼軸過長的問題，反而會在角膜上留下無法癒合的傷口。

所以，高度近視的併發症還是可能發生。

就算動了近視雷射手術，不好好保養眼睛，還是可能再度近視。

15

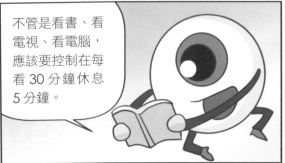

不管是看書、看電視、看電腦，應該要控制在每看 30 分鐘休息 5 分鐘。

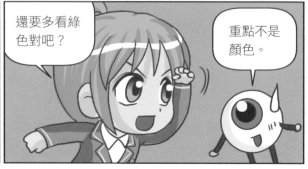

還要多看綠色對吧？

重點不是顏色。

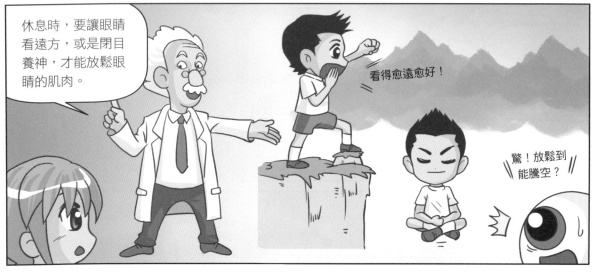

休息時，要讓眼睛看遠方，或是閉目養神，才能放鬆眼睛的肌肉。

看得愈遠愈好！

驚！放鬆到能騰空？

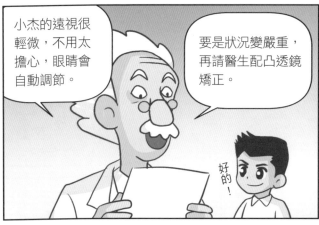

小杰的遠視很輕微，不用太擔心，眼睛會自動調節。

要是狀況變嚴重，再請醫生配凸透鏡矯正。

好的！

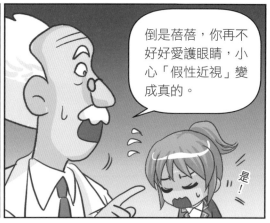

倒是蓓蓓，你再不好好愛護眼睛，小心「假性近視」變成真的。

是！

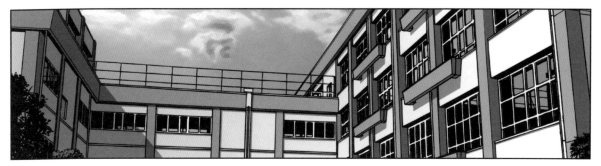

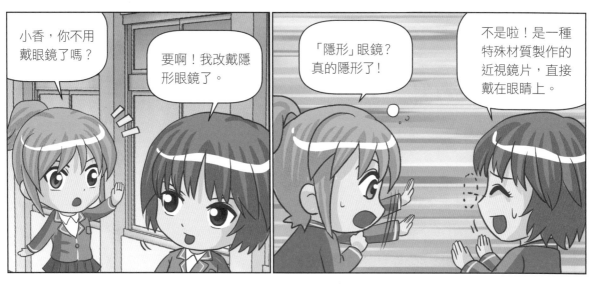

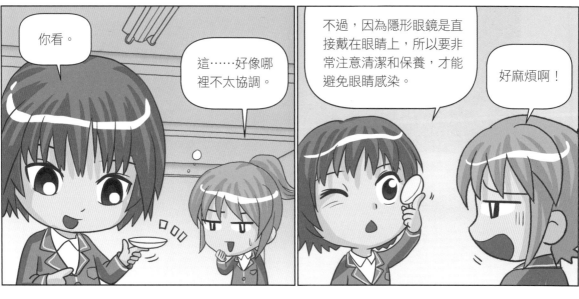

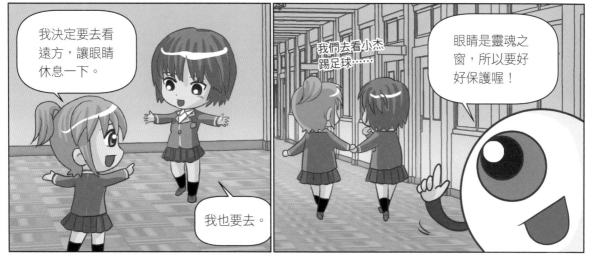

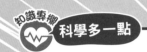
# 你的視力是多少？

你的視力好嗎？到眼科診所檢查眼睛時，會檢測很多項目，其中一項就是視力。視力是指眼睛辨別細微物體的能力，以前的人利用天上的星星來檢查視力：北斗七星由七顆星星構成，像一根大勺子，從勺口到勺柄，依序是天樞、天璇、天璣、天權、玉衡、開陽、搖光。其中的開陽，

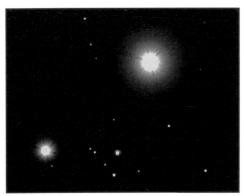
▲開陽星（右）與輔星（左）。

看起來好像是一顆星，但其實是「雙星」，視力好的人在沒有光害的地方，可以看到它的旁邊還有一顆叫做「輔」的星星。古代阿拉伯人就以「開陽雙星」做為檢查士兵視力的標準。

現在，檢查視力大多用「視力檢查表」，最常見的有 E 字視力表、C 字視力表和史奈倫視力表。以 E 字視力表來說，圖表上有一行一行的 E 字，第一行的 E 最大，由上而下愈來愈小；每一行的 E，缺口朝上下左右不同方向。檢查時，受檢者站在距離視力表六公尺的地方，先遮住一隻眼睛，只用一隻眼睛看，並說出或用手比劃出 E 缺口的方向，檢測完再換另一隻眼睛。

視力表上的 E 稱為「視標」，視力愈好，可以看到愈小的視標。視力檢查就是檢測受檢者所能看清楚的最小視標，檢測結果可用

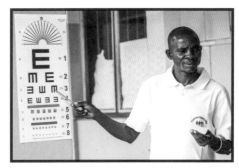
▲眼科專家以 E 字視力表進行眼科檢查。如果檢查地點的空間不足，可利用鏡子將檢測距離縮減一半。

分數或小數表示。舉例來說，視力 6/12 就是視力 0.5，表示受檢者在六公尺外的地方能看清楚的最小視標，視力正常的人在 12 公尺遠就能看得清楚；如果受檢者的視力優異，在六公尺外的地方，能看清楚視力正常的人在三公尺外才看得清楚的視標，視力就是 6/3（或 2.0）。

## 視力表的故事

常見的視力表大部分源自於荷蘭眼科醫師史奈倫（Hermann Snellen），他在大約 160 年前設計了「史奈倫視力表」。1861 年，史奈倫醫師使用符號做為視力表的視標，後來發現受檢者很難準確描述符號的樣子，於是在 1862 年改用大寫字母，發表後立刻受到各國採用。史奈倫視力表後來經過多次改良，包括字母的字型、檢測距離由 20 英尺（相當於 6.1 公尺）改為 6 公尺、檢測結果由分數改成小數等等，形成現今常用的視力檢查流程。

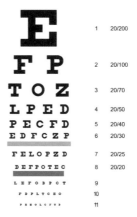

▲典型的史奈倫視力表。

1888 年，瑞士眼科醫師藍道爾（Edmund Landolt）發現不同字母的辨識難度並不相等，於是提出以單一字母 C 為視標的「C 字視力表」。這款視力表也適用於不識字的人或孩童。1976 年，澳洲眼科醫師泰勒（Hugh R. Taylor）為了檢測澳洲原住民的視力，設計了以單一字母 E 為視標的視力表。之後，E 字視力表廣泛應用於文盲或非英語系國家。下次檢測視力時，別忘了注意一下，視力表上出現的是 E、C，還是各種字母喔！

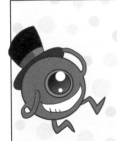

# 夏日游泳
# 小心眼紅紅

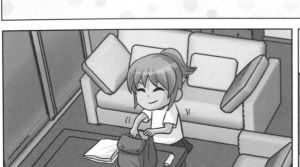

蓓蓓要去游泳呀？

對呀！天氣好熱，小杰約大家去游泳池泡水消暑。

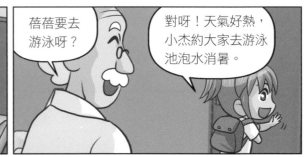

我要出門嘍！爺爺再見～

注意安全喔！

咦？這不是王媽媽和小明嗎？

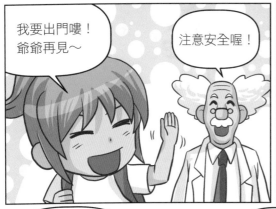

小明的眼睛不舒服，想請哈達爺爺幫忙看看。

快進來吧！

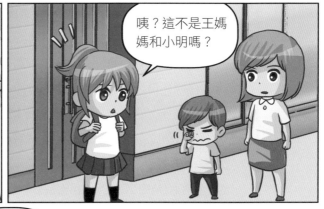

眼睛怎麼了呢？

我的眼睛又癢又痛……

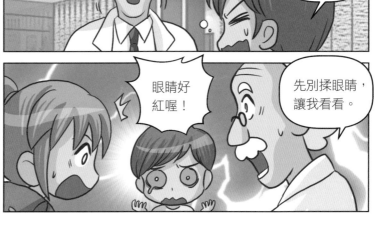

眼睛好紅喔！

先別揉眼睛，讓我看看。

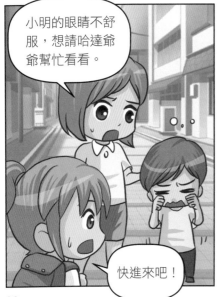

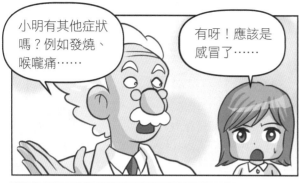

小明有其他症狀嗎?例如發燒、喉嚨痛……

有呀!應該是感冒了……

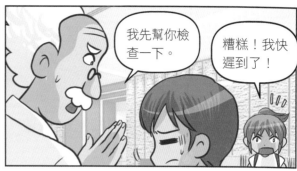

我先幫你檢查一下。

糟糕!我快遲到了!

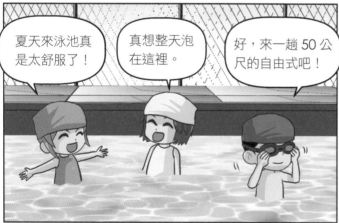

哈達爺爺,我先走了,大家再見!

路上小心一點呀!

蓓蓓姊姊掰掰……

眼睛痛

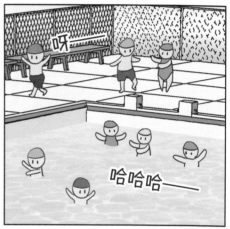

呀

哈哈哈——

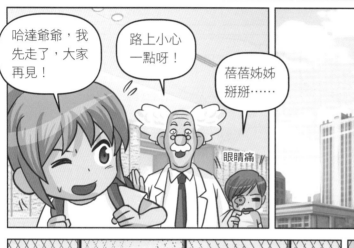

夏天來泳池真是太舒服了!

真想整天泡在這裡。

好,來一趟50公尺的自由式吧!

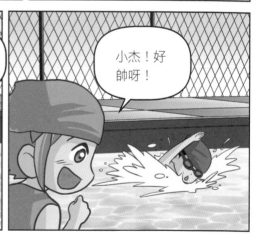

小杰!好帥呀!

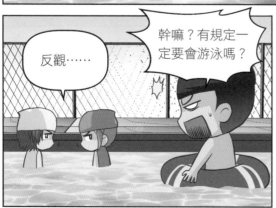

反觀……

幹嘛?有規定一定要會游泳嗎?

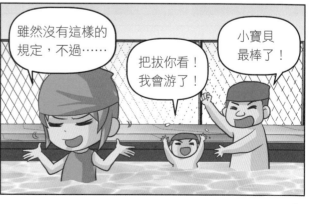

雖然沒有這樣的規定,不過……

把拔你看!我會游了!

小寶貝最棒了!

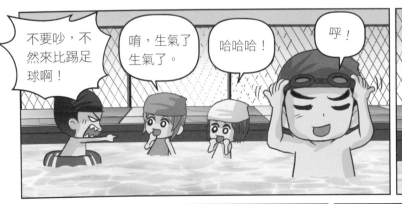

不要吵，不然來比踢足球啊！

唷，生氣了生氣了。

哈哈哈！

呼！

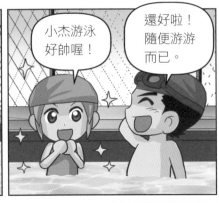

小杰游泳好帥喔！

還好啦！隨便游游而已。

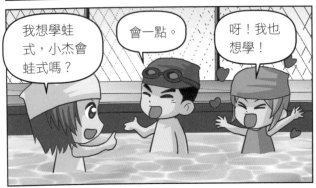

我想學蛙式，小杰會蛙式嗎？

會一點。

呀！我也想學！

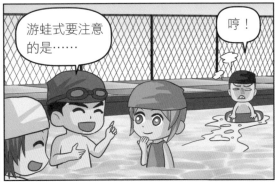

游蛙式要注意的是……

哼！

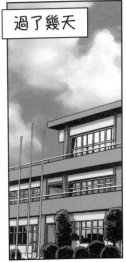

過了幾天

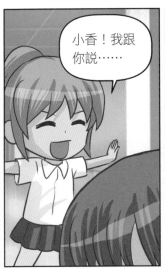

小香！我跟你說……

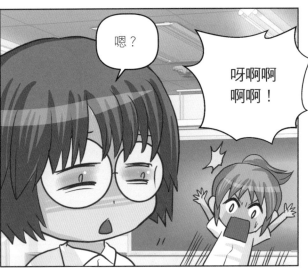

嗯？

呀啊啊啊啊啊！

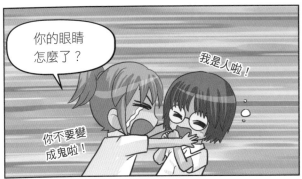

你的眼睛怎麼了？

我是人啦！

你不要變成鬼啦！

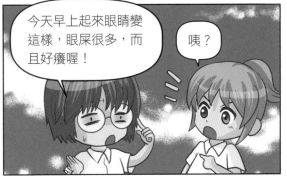

今天早上起來眼睛變這樣，眼屎很多，而且好癢喔！

咦？

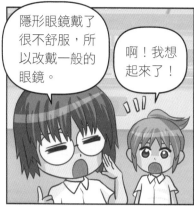

隱形眼鏡戴了很不舒服，所以改戴一般的眼鏡。

啊！我想起來了！

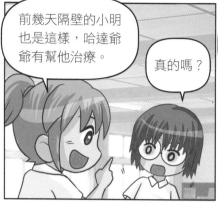

前幾天隔壁的小明也是這樣，哈達爺爺有幫他治療。

真的嗎？

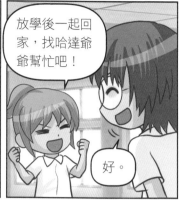

放學後一起回家，找哈達爺爺幫忙吧！

好。

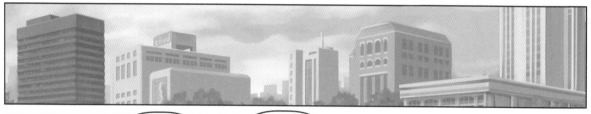

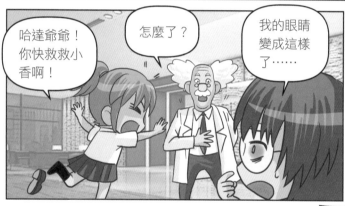

哈達爺爺！你快救救小香啊！

怎麼了？

我的眼睛變成這樣了……

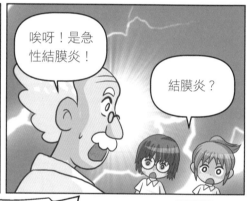

唉呀！是急性結膜炎！

結膜炎？

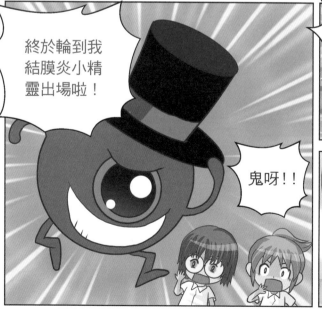

終於輪到我結膜炎小精靈出場啦！

鬼呀！！

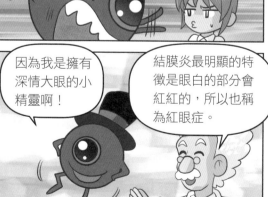

沒禮貌，你才是鬼！你是醜八怪鬼！

你眼珠超紅的，鬼都長這樣啊！

因為我是擁有深情大眼的小精靈啊！

結膜炎最明顯的特徵是眼白的部分會紅紅的，所以也稱為紅眼症。

23

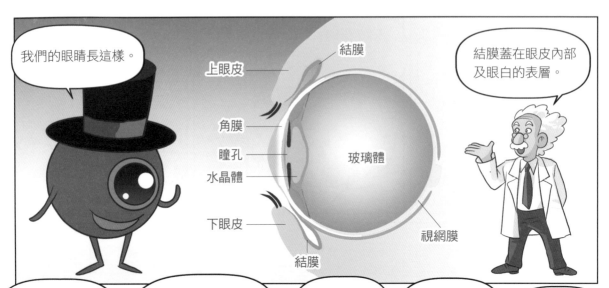

我們的眼睛長這樣。

結膜

上眼皮

角膜

瞳孔

水晶體

下眼皮

玻璃體

視網膜

結膜

結膜蓋在眼皮內部及眼白的表層。

當結膜受到細菌或病毒感染時，可能引起急性結膜炎。

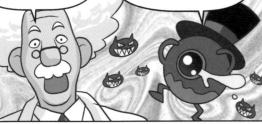

患者除了眼睛會變紅，也會流出分泌物、眼睛癢痛、有異物感、畏光等。

小香怎麼會突然得了急性結膜炎呢？

可能是前幾天你們去游泳時感染的。

嘿嘿！我最喜歡夏天去游泳的你們了！

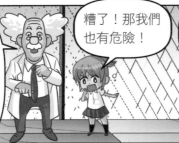

急性結膜炎非常容易傳染，如果急性結膜炎的患者也在游泳池裡，會把病菌帶入池水，其他人就很可能感染。

糟了！那我們也有危險！

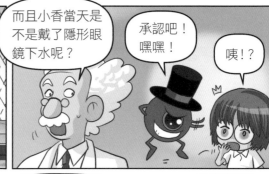

而且小香當天是不是戴了隱形眼鏡下水呢？

承認吧！嘿嘿！

咦！？

隱形眼鏡增加了病菌附著在眼睛的機率，感染急性結膜炎的機會更高。

嗚⋯⋯原來如此。

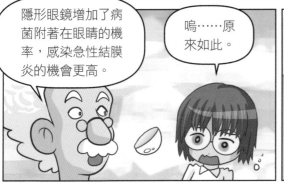

小香別難過，哈達爺爺前幾天治好了小明，我們快請哈達爺爺拿藥給你。

小明用的眼藥水是這瓶嗎？

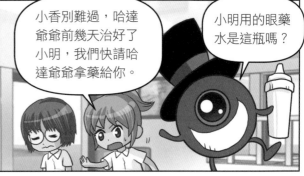

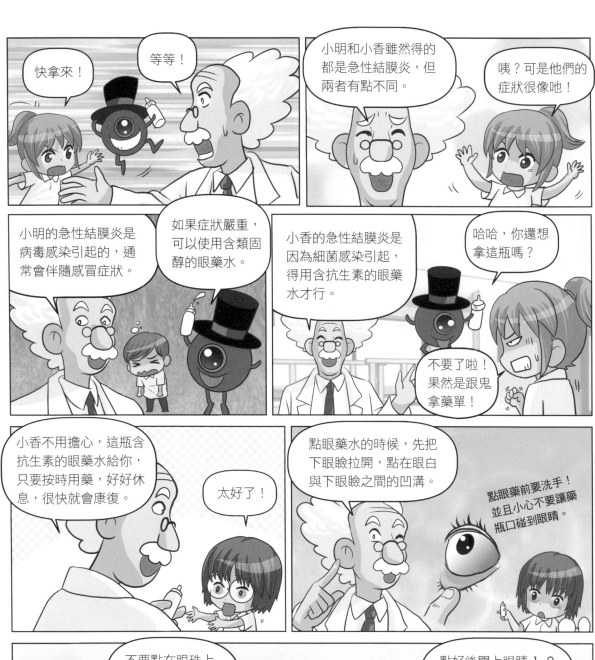

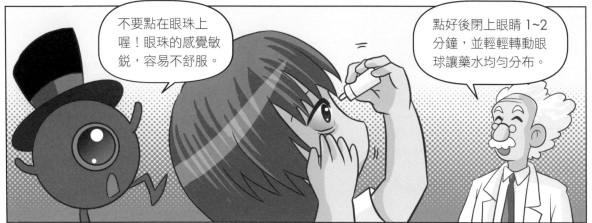

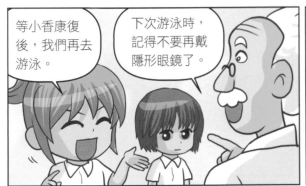

等小香康復後，我們再去游泳。

下次游泳時，記得不要再戴隱形眼鏡了。

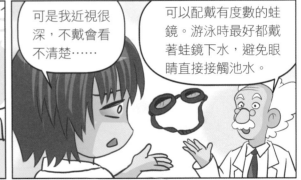

可是我近視很深，不戴會看不清楚……

可以配戴有度數的蛙鏡。游泳時最好都戴著蛙鏡下水，避免眼睛直接接觸池水。

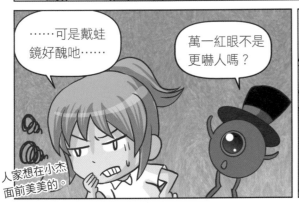

……可是戴蛙鏡好醜吶……

萬一紅眼不是更嚇人嗎？

人家想在小杰面前美美的。

平日生活也要小心，不要和患者共用毛巾、臉盆等個人衛生物品。

不要小看我們的傳染力喔！

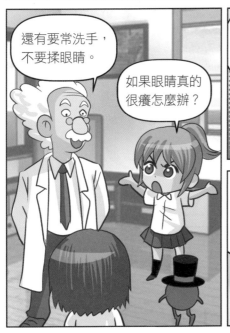

還有要常洗手，不要揉眼睛。

如果眼睛真的很癢怎麼辦？

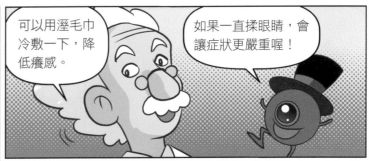

可以用溼毛巾冷敷一下，降低癢感。

如果一直揉眼睛，會讓症狀更嚴重喔！

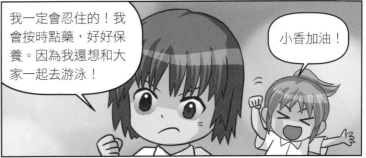

我一定會忍住的！我會按時點藥，好好保養。因為我還想和大家一起去游泳！

小香加油！

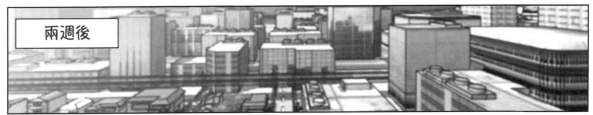

兩週後

26

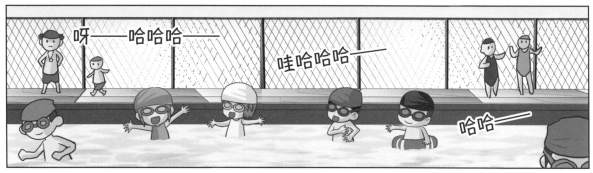

呀——哈哈哈——

哇哈哈哈——

哈哈——

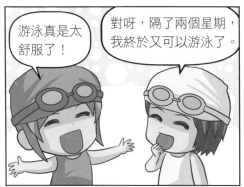

游泳真是太舒服了！

對呀，隔了兩個星期，我終於又可以游泳了。

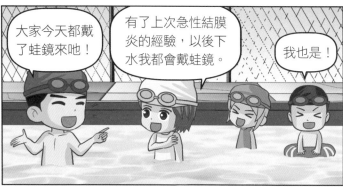

大家今天都戴了蛙鏡來吔！

有了上次急性結膜炎的經驗，以後下水我都會戴蛙鏡。

我也是！

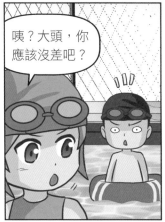

咦？大頭，你應該沒差吧？

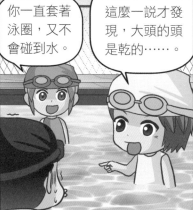

你一直套著泳圈，又不會碰到水。

這麼一說才發現，大頭的頭是乾的……。

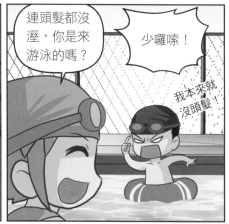

連頭髮都沒溼，你是來游泳的嗎？

少囉嗦！

我本來就沒頭髮！

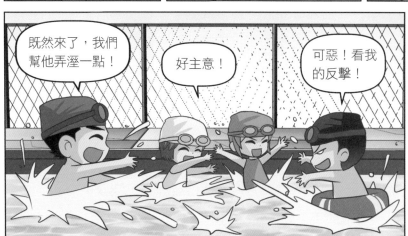

既然來了，我們幫他弄溼一點！

好主意！

可惡！看我的反擊！

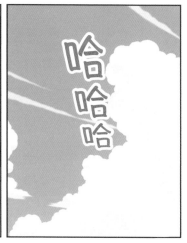

哈哈哈

27

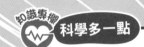
# 神奇的藥物——青黴素

抗生素是能夠抑制細菌生長或殺死細菌的藥物，而世界上第一種抗生素——青黴素，是英國醫生弗萊明（Alexander Fleming）於 1928 年發現的。

弗萊明 1881 年出生在蘇格蘭西南部的愛沙爾郡，13 歲時移居倫敦，1908 年取得倫敦大學聖瑪麗醫學院的醫學學位。他原本想當外科醫師，但在加

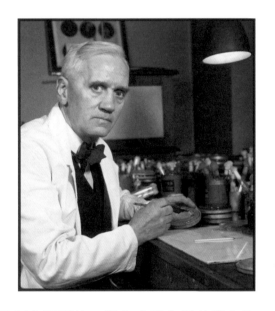

入聖瑪麗醫學院細菌學教授萊特的研究團隊後，對免疫學和細菌學產生了濃厚的興趣，一頭栽進研究微生物的世界。

弗萊明在實驗室裡用培養皿培養各種細菌，檢測它們對不同物質的反應，希望能找到一種可殺死病菌但不會傷害人體的天然殺菌物質。有一次，他把自己的鼻涕塗在培養皿裡，兩個星期後，他發現鼻涕周圍沒有細菌生長，心想：難道鼻涕中含有可殺死細菌的物質？弗萊明進一步試驗，還檢測了眼淚、唾液、血液等體液，最後找到了一種可溶解細菌的物質，把它命名為「溶菌酶」。可惜的是，溶菌酶的殺菌力不強，只能抑制幾種細菌，對大部分的病菌都沒有效。

1928 年，某天弗萊明休完假回到實驗室，清理培養皿時，發現有一個培養葡萄球菌的培養皿受到汙染，長出了綠色黴菌——奇怪的是，黴菌周圍都沒有葡萄球菌生長！弗萊明將黴菌取出培養，進行各種試驗，發現它會產生一種可殺死細菌的物質，能對抗引發肺炎、腦膜炎、

白喉等疾病的細菌，而且對人體無害，他將這種神奇的殺菌物質命名為「青黴素」。只不過青黴素很難萃取，當時並無法大量生產來治療病患。

## 救人無數的偉大發現

十多年之後，1939 年，牛津大學病理學家弗洛里（Howard Florey）和生化學家錢恩（Ernst Chain）大量培養青黴菌，從中萃取青黴素，展開動物試驗。他們將會致命的鏈球菌注射到八隻小白鼠體內，並為其中四隻注射青黴素；隔天，沒有注射青黴素的小白鼠全死了，注射青黴素的小白鼠則都活下來，證明青黴素對動物的療效。

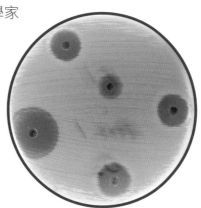

▲培養皿上的青黴菌，由於它分泌的物質，其他細菌沒辦法在它的周圍生長。

1941 年，青黴素進一步應用在人體。歷史上首位接受青黴素治療的，是一位名叫「亞歷山大」的警察，他因傷口受到細菌感染而住院，注射青黴素 24 小時後開始好轉，但過了五天，青黴素用完了，他終究還是回天乏術。雖然首次的臨床應用沒有成功，但之後使用青黴素治療的病人都奇蹟似的痊癒了。弗萊明也運用青黴素成功拯救了一位垂死的腦膜炎病人，為自己的重大發現做了最好的見證。

之後，弗洛里與美國的藥廠合作，成功開發出量產青黴素的方法。這種神奇的藥物在第二次世界大戰期間，幫助無數的軍人逃離死神的魔掌，也改變了人類治療細菌感染的方式。弗萊明與弗洛里、錢恩三人因而獲頒 1945 年諾貝爾生理醫學獎。弗萊明謙虛的說：「青黴素不是我發明的，那是大自然的創造，我只是碰巧發現而已。」

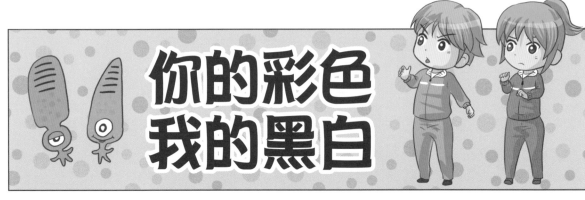

# 你的彩色 我的黑白

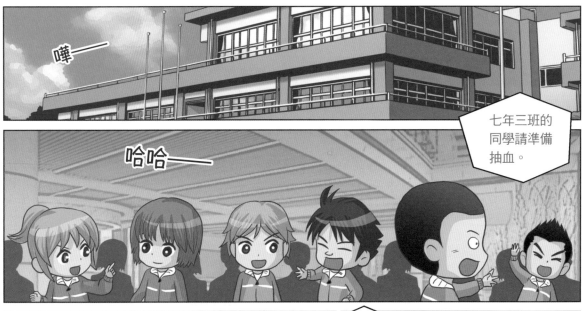

嘩——

哈哈——

七年三班的同學請準備抽血。

做健康檢查真好，都不用上課。

哈，尤其是蓓蓓最討厭上的數學課。

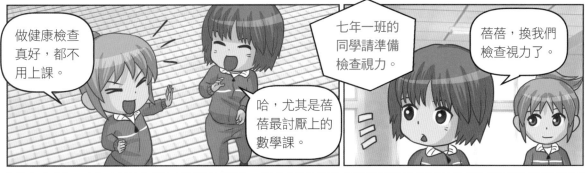

七年一班的同學請準備檢查視力。

蓓蓓，換我們檢查視力了。

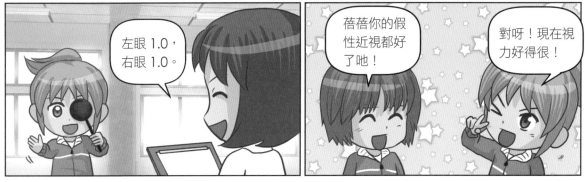

左眼1.0，右眼1.0。

蓓蓓你的假性近視都好了吡！

對呀！現在視力好得很！

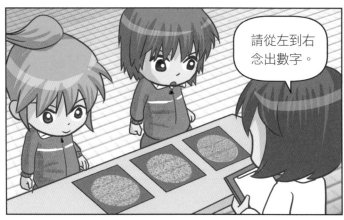

請從左到右念出數字。

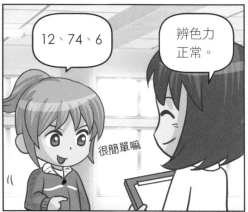

12、74、6

辨色力正常。

很簡單嘛

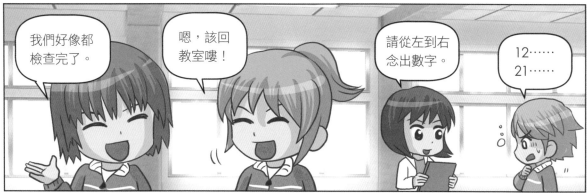

我們好像都檢查完了。

嗯,該回教室嘍!

請從左到右念出數字。

12……21……

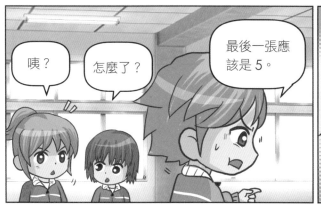

咦?

怎麼了?

最後一張應該是 5。

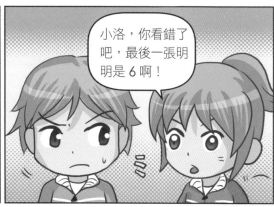

小洛,你看錯了吧,最後一張明明是 6 啊!

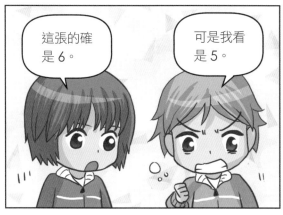

這張的確是 6。

可是我看是 5。

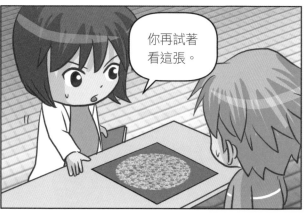

你再試著看這張。

31

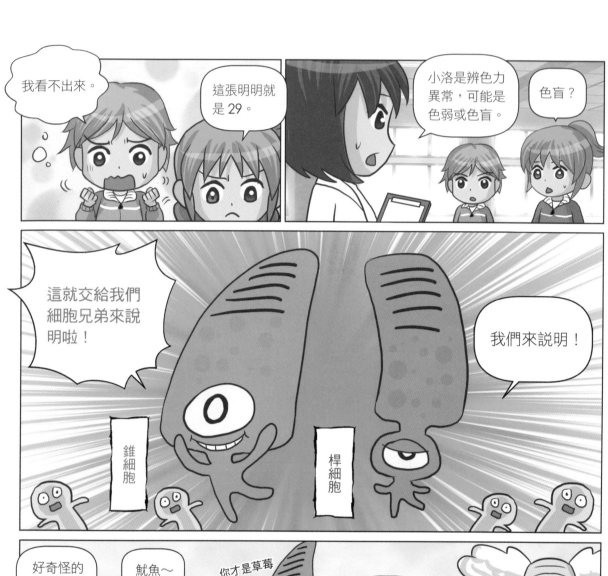

我看不出來。

這張明明就是 29。

小洛是辨色力異常，可能是色弱或色盲。

色盲？

這就交給我們細胞兄弟來說明啦！

我們來說明！

錐細胞

桿細胞

好奇怪的魷魚！

魷魚～

你才是草莓大福咧！

誰是魷魚？我可是錐細胞呢！

錐細胞？

錐細胞和桿細胞是位於視網膜上，負責感光的細胞。

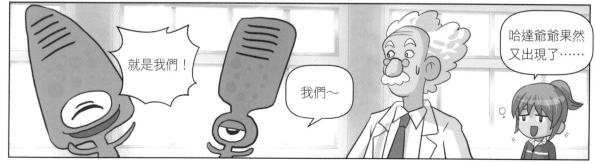

就是我們！

我們～

哈達爺爺果然又出現了……

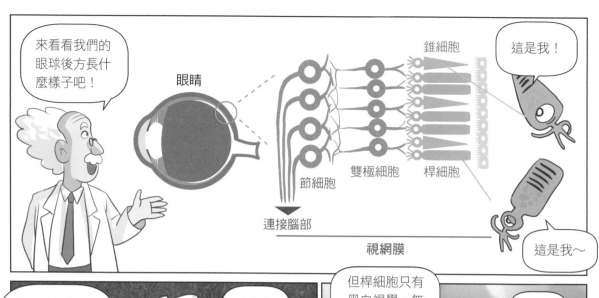

來看看我們的眼球後方長什麼樣子吧！

眼睛

錐細胞

節細胞

雙極細胞

桿細胞

連接腦部

視網膜

這是我！

這是我～

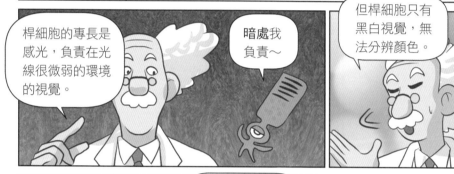

桿細胞的專長是感光，負責在光線很微弱的環境的視覺。

暗處我負責～

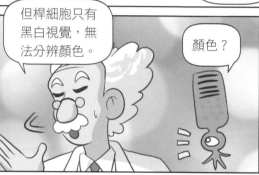

但桿細胞只有黑白視覺，無法分辨顏色。

顏色？

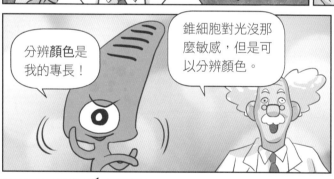

分辨**顏色**是我的專長！

錐細胞對光沒那麼敏感，但是可以分辨顏色。

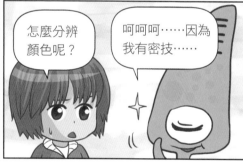

怎麼分辨顏色呢？

呵呵呵……因為我有密技……

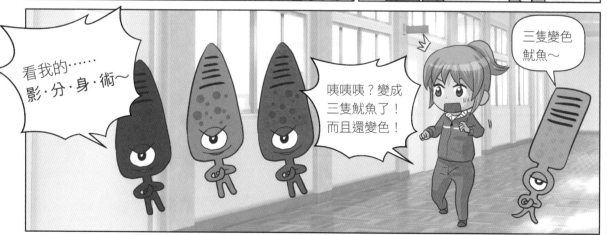

看我的……
影·分·身·術～

咦咦咦？變成三隻魷魚了！而且還變色！

三隻變色魷魚～

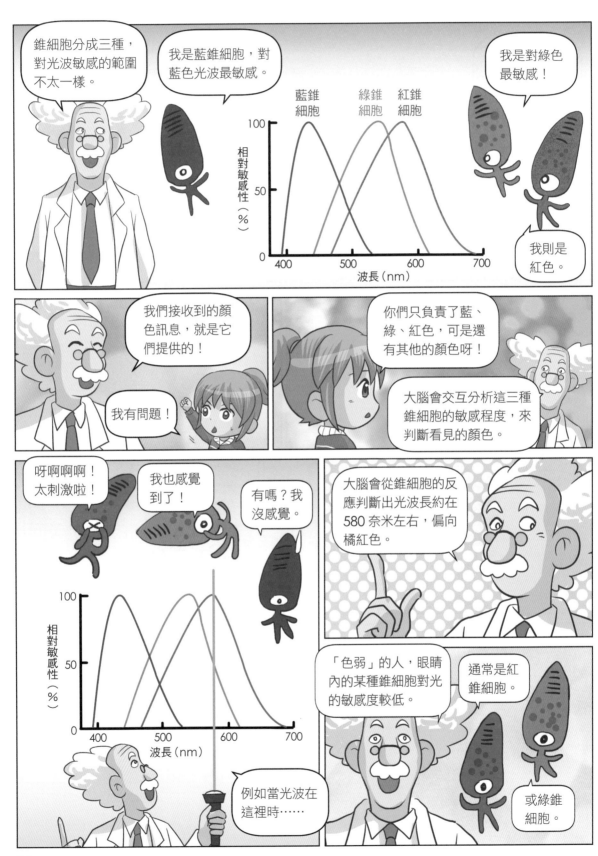

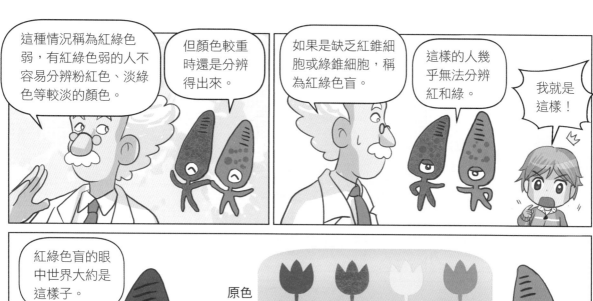

這種情況稱為紅綠色弱,有紅綠色弱的人不容易分辨粉紅色、淡綠色等較淡的顏色。

但顏色較重時還是分辨得出來。

如果是缺乏紅錐細胞或綠錐細胞,稱為紅綠色盲。

這樣的人幾乎無法分辨紅和綠。

我就是這樣!

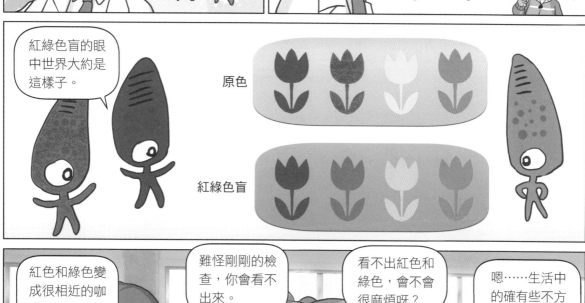

紅綠色盲的眼中世界大約是這樣子。

原色

紅綠色盲

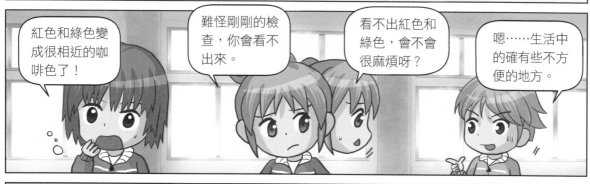

紅色和綠色變成很相近的咖啡色了!

難怪剛剛的檢查,你會看不出來。

看不出紅色和綠色,會不會很麻煩呀?

嗯……生活中的確有些不方便的地方。

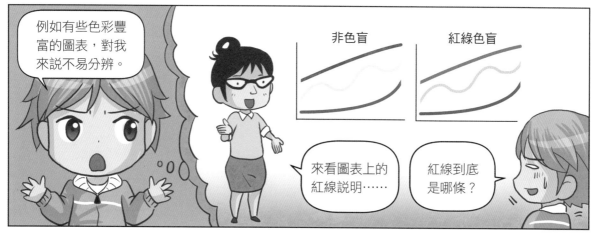

例如有些色彩豐富的圖表,對我來說不易分辨。

非色盲

紅綠色盲

來看圖表上的紅線說明……

紅線到底是哪條?

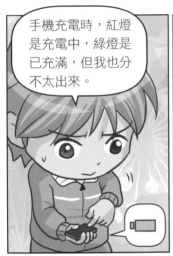

手機充電時，紅燈是充電中，綠燈是已充滿，但我也分不太出來。

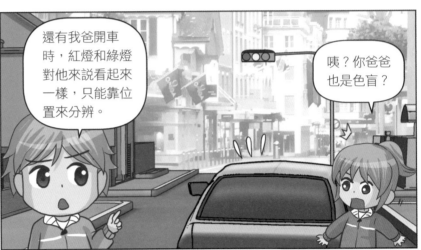

還有我爸開車時，紅燈和綠燈對他來說看起來一樣，只能靠位置來分辨。

咦？你爸爸也是色盲？

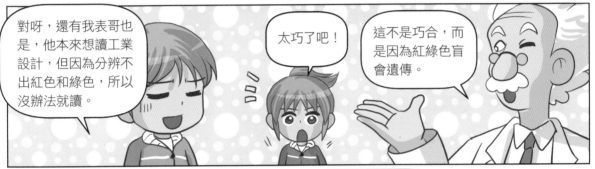

對呀，還有我表哥也是，他本來想讀工業設計，但因為分辨不出紅色和綠色，所以沒辦法就讀。

太巧了吧！

這不是巧合，而是因為紅綠色盲會遺傳。

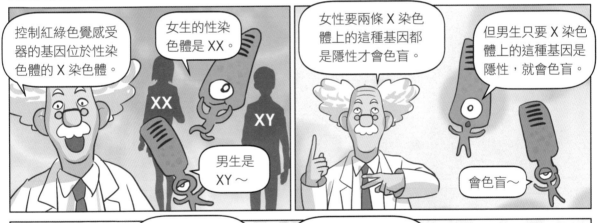

控制紅綠色覺感受器的基因位於性染色體的 X 染色體。

女生的性染色體是 XX。

XX

男生是 XY～

XY

女性要兩條 X 染色體上的這種基因都是隱性才會色盲。

但男生只要 X 染色體上的這種基因是隱性，就會色盲。

會色盲～

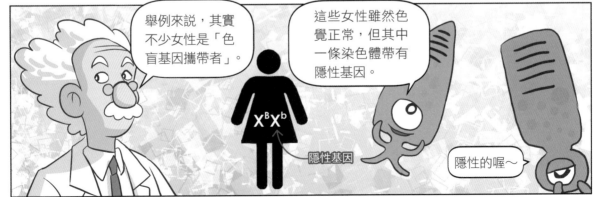

舉例來說，其實不少女性是「色盲基因攜帶者」。

這些女性雖然色覺正常，但其中一條染色體帶有隱性基因。

$X^B X^b$

隱性基因

隱性的喔～

36

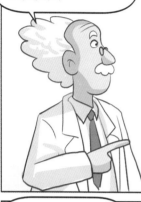

這類女性的子女中，兒子是色盲的機率會比女兒大。

| 爸爸的基因 X^B Y | 媽媽的基因（色盲基因攜帶者） X^B X^b | |
|---|---|---|
| | X^B X^B 正常色覺的女兒 | X^B X^b 正常色覺的女兒（攜帶色盲基因） |
| | X^B Y 正常色覺的兒子 | X^b Y 紅綠色盲的兒子 |

| 爸爸的基因（色盲） X^b Y | 媽媽的基因（色盲基因攜帶者） X^B X^b | |
|---|---|---|
| | X^B X^b 正常色覺的女兒（攜帶色盲基因） | X^b X^b 紅綠色盲的女兒 |
| | X^B Y 正常色覺的兒子 | X^b Y 紅綠色盲的兒子 |

另外如果女性是色盲，他的兒子就一定是色盲，但女兒不一定。

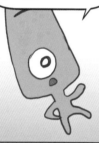

| 爸爸的基因 X^B Y | 媽媽的基因（色盲） X^b X^b | |
|---|---|---|
| | X^B X^b 正常色覺的女兒（攜帶色盲基因） | X^B X^b 正常色覺的女兒（攜帶色盲基因） |
| | X^b Y 紅綠色盲的兒子 | X^b Y 紅綠色盲的兒子 |

| 爸爸的基因（色盲） X^b Y | 媽媽的基因（色盲） X^b X^b | |
|---|---|---|
| | X^b X^b 紅綠色盲的女兒 | X^b X^b 紅綠色盲的女兒 |
| | X^b Y 紅綠色盲的兒子 | X^b Y 紅綠色盲的兒子 |

所以我媽媽是色盲基因攜帶者！

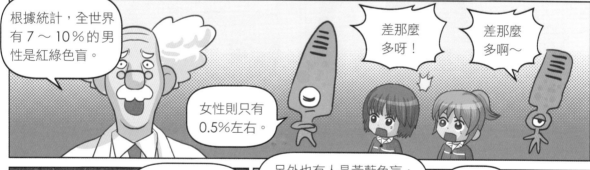

根據統計，全世界有 7～10％的男性是紅綠色盲。

女性則只有 0.5％左右。

差那麼多呀！

差那麼多啊～

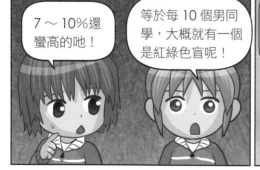

7～10％還蠻高的吔！

等於每 10 個男同學，大概就有一個是紅綠色盲呢！

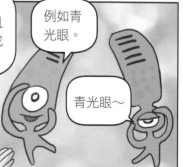

另外也有人是黃藍色盲，不過比例上低很多，而且通常是後天的眼睛病變或外傷引起的。

例如青光眼。

青光眼～

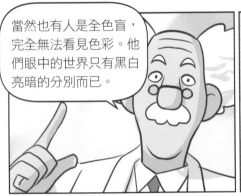

當然也有人是全色盲，完全無法看見色彩。他們眼中的世界只有黑白亮暗的分別而已。

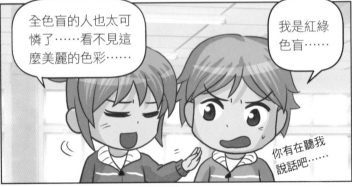

全色盲的人也太可憐了……看不見這麼美麗的色彩……

我是紅綠色盲……

你有在聽我說話吧……

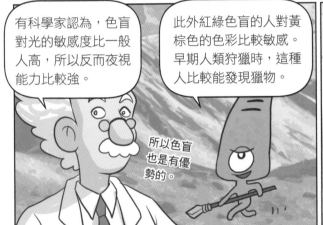

有科學家認為，色盲對光的敏感度比一般人高，所以反而夜視能力比較強。

此外紅綠色盲的人對黃棕色的色彩比較敏感。早期人類狩獵時，這種人比較能發現獵物。

所以色盲也是有優勢的。

其實很多哺乳動物都是色盲喔！例如狗、貓。

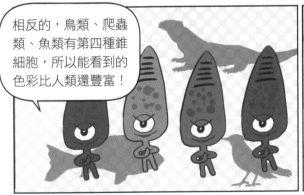

相反的，鳥類、爬蟲類、魚類有第四種錐細胞，所以能看到的色彩比人類還豐富！

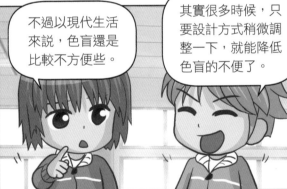

不過以現代生活來說，色盲還是比較不方便些。

其實很多時候，只要設計方式稍微調整一下，就能降低色盲的不便了。

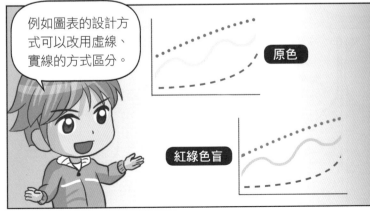

例如圖表的設計方式可以改用虛線、實線的方式區分。

原色

紅綠色盲

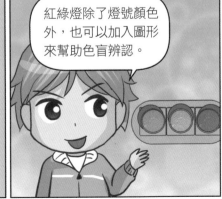

紅綠燈除了燈號顏色外，也可以加入圖形來幫助色盲辨認。

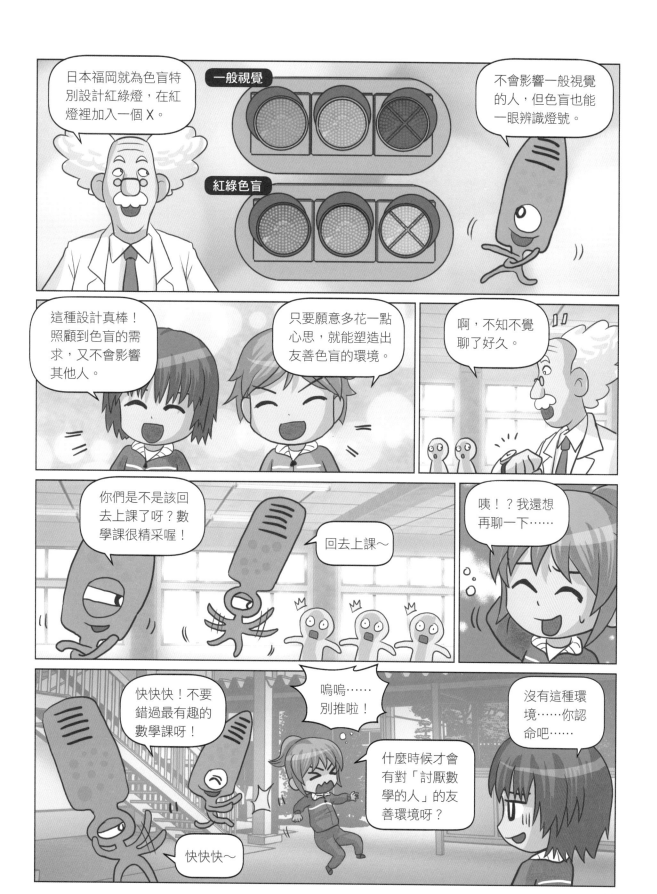

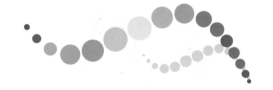

# 男女大不同——性聯遺傳

　　人類的細胞裡有 23 對染色體，其中一對會決定人的性別，這對染色體稱為「性染色體」，也就是 X 染色體和 Y 染色體：女性有兩條 X 染色體，男性則是一條 X 染色體和一條 Y 染色體。

　　決定某些特徵的基因如果位在性染色體上，遺傳時會有性別上的差異。以色盲為例，控制色覺感受器的基因位於 X 染色體上，男性只有一條 X 染色體，只要 X 染色體的色覺感受器基因異常，就會呈現色盲。女性有兩條 X 染色體，要兩條 X 染色體的色覺感受器基因都異常才有色盲症狀，因此，男性患有色盲的機率比女性來得高。這種與性別相關的遺傳現象稱為「性聯遺傳」，色盲、血友病、蠶豆症等都是性聯遺傳。

### 執著的研究精神

　　性聯遺傳是美國遺傳學家摩根（Thomas Hunt Morgan）發現的。1866 年，摩根出生於美國肯塔基州，他從小就喜歡大自然，還會到野外蒐集鳥蛋、化石等。1890 年，摩根取得博士學位，之後成為哥倫比亞大學實驗動物學的教授。1909 年，摩根開始使用果蠅做遺傳實驗。飼養果蠅既簡單又便宜，而且果蠅的生命週期很短，從卵到成蟲只要十幾天，一年可以繁衍大約 30 代，因此非常適合用來研究生物特徵如何代代相傳。

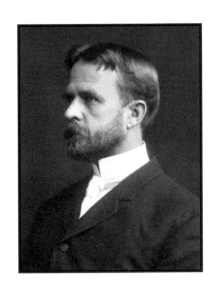

　　摩根在實驗室裡用牛奶瓶養了許多果蠅，並發現飼養的果蠅中出現了一隻眼睛顏色異常的雄蠅。正常果蠅眼睛是紅色的，那隻雄蠅的眼

睛卻是白色的。摩根想知道果蠅的白眼是怎麼來的，於是將白眼雄蠅和正常的紅眼雌蠅交配，結果生下的都是紅眼果蠅（第一子代）。接著，他讓第一子代的紅眼果蠅相互交配，生下的第二子代中，四分之三是紅眼果蠅，四

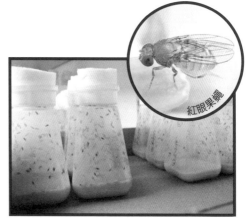

紅眼果蠅

▲現今實驗室中培養果蠅的瓶子。

分之一是白眼果蠅，這說明了決定眼睛顏色的基因，紅色為顯性、白色為隱性。當顯性基因和隱性基因共同存在時，隱性基因決定的特徵不會表現出來。這就是為什麼第一子代沒有出現白眼果蠅，到了第二子代才又出現白眼的特徵。

## 小果蠅立大功

　　摩根進一步分析第二子代，所有的雌蠅都是紅眼，雄蠅則有半數是紅眼、半數是白眼。為什麼白眼的特徵只出現在雄蠅身上呢？為什麼同性別的果蠅眼睛的顏色有差異？摩根繼續進行實驗，將白眼雄蠅和第一子代的紅眼雌蠅雜交，生下的子代中，雄蠅與雌蠅各有半數是紅眼、半數是白眼。他再把白眼雌蠅與紅眼雄蠅交配，發現所有雌蠅都是紅眼、所有雄蠅都是白眼。摩根從實驗結果推論，決定果蠅眼睛顏色的基因位於 X 染色體上，使得白眼的特徵與性別相互關聯。

　　摩根以果蠅為材料，研究性聯遺傳、基因在染色體上的位置、染色體互換等等，奠定了 20 世紀基因與染色體研究的基礎。他在 1933 年獲頒諾貝爾生理醫學獎，更被譽為「現代遺傳學之父」！

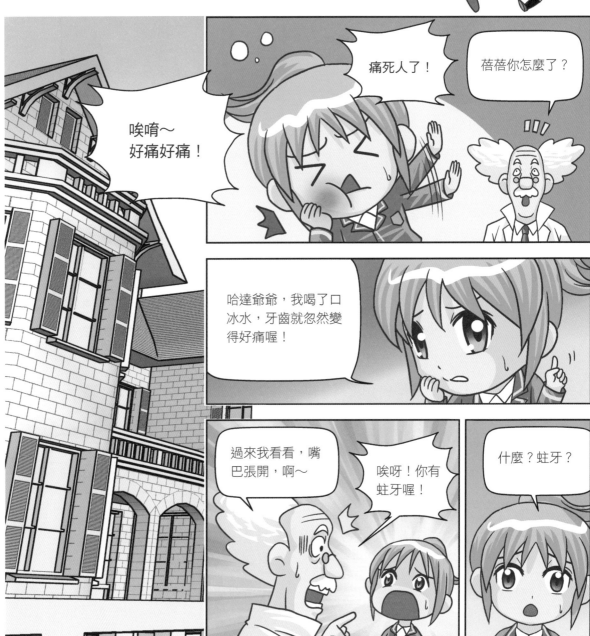

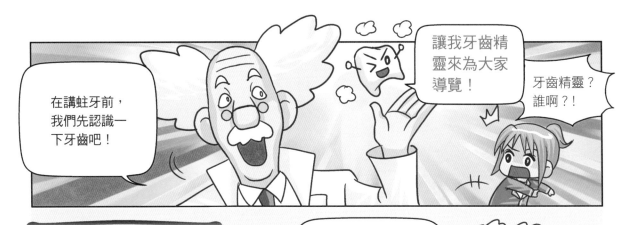

在講蛀牙前，我們先認識一下牙齒吧！

讓我牙齒精靈來為大家導覽！

牙齒精靈？誰啊？！

## 牙齒的構造

牙齒構造由外而內分為琺瑯質、象牙質、牙髓腔。

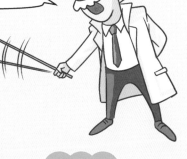

### 象牙質

一般是微黃色，色澤深淺會影響牙齒外觀。內部有很多連接牙髓的細微管道。

### 琺瑯質

主要由礦物質（鈣、磷等）所組成，是人體最堅硬的組織；一般是透明或乳白色。

### 牙髓腔

牙齒的中腔部分，滿布血管和神經組織。

### 牙齦

俗稱牙肉，一層覆蓋牙槽骨表面的軟組織，健康牙齦是粉紅色的。

### 牙骨質

覆蓋在牙根表面的一層硬組織，連接牙周膜和象牙質。

沒想到牙齒的構造這麼複雜。

可別以為我們只是骨骼喔！

### 牙槽骨

包圍牙齒並藉以支撐牙齒的骨骼組織。

### 牙周膜

連接牙骨質和牙槽骨的一層纖維組織，它是牙齒的緩衝器，讓牙齒能承受日常咀嚼的外力而不會受傷。

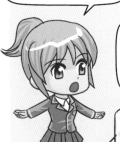

43

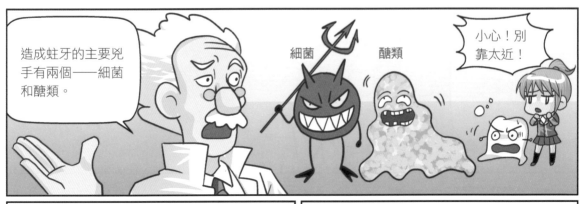

造成蛀牙的主要兇手有兩個——細菌和醣類。

細菌　　醣類

小心！別靠太近！

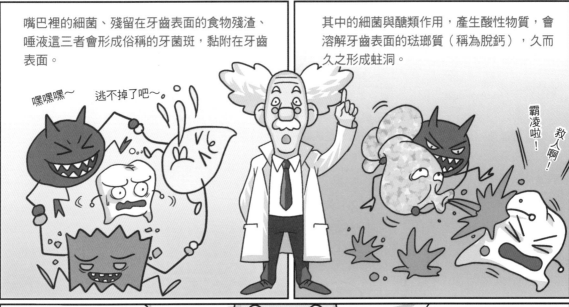

嘴巴裡的細菌、殘留在牙齒表面的食物殘渣、唾液這三者會形成俗稱的牙菌斑，黏附在牙齒表面。

嘿嘿嘿～　逃不掉了吧～。

其中的細菌與醣類作用，產生酸性物質，會溶解牙齒表面的琺瑯質（稱為脫鈣），久而久之形成蛀洞。

霸凌啦！　救人啊！

如果不處理，蛀洞會愈來愈大，破壞象牙質。

此時吃到冷熱食物與甜食，牙齒會輕微痠痛。

可是我喝到冰水的時候，牙齒很痛呢。

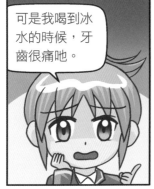

有可能你的蛀洞已經擴大到牙髓腔，神經開始發炎了，所以才會那麼痛。

嗚啊！那怎麼辦？

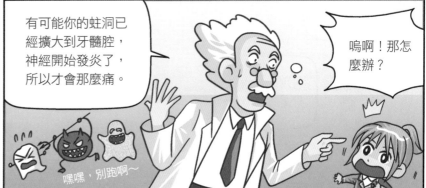

嘿嘿，別跑啊～

如果蛀牙情況不嚴重，只要請牙醫幫你補牙就搞定嘍！

交給我們！

喹喹喹——

施工中

## 補牙流程圖

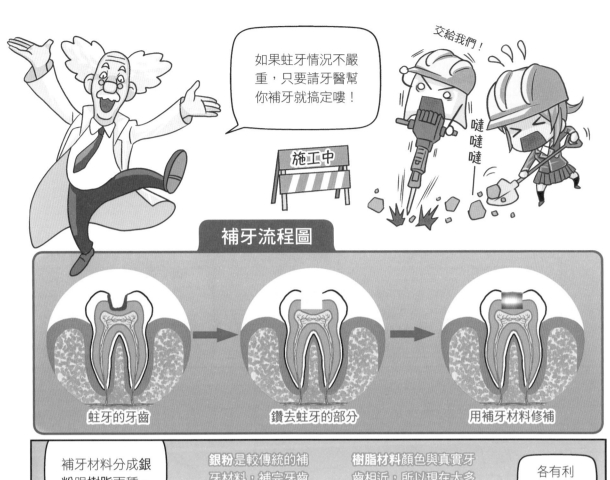

蛀牙的牙齒 → 鑽去蛀牙的部分 → 用補牙材料修補

補牙材料分成**銀粉**跟**樹脂**兩種。

**銀粉**是較傳統的補牙材料，補完牙齒會黑黑的。

我堅固

**樹脂材料**顏色與真實牙齒相近，所以現在大多以樹脂材料補牙。

我美觀

各有利弊啊！

如果蛀牙的部分擴及牙髓腔，需要做根管治療。

好痛！

根管治療是什麼？

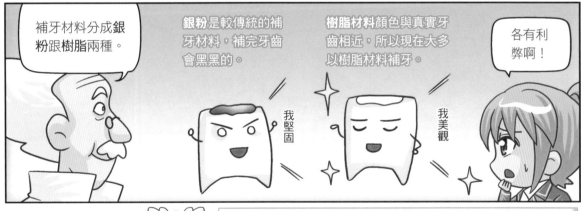

如果牙髓腔內的神經受到細菌感染而發炎，必須將發炎的神經去除，避免細菌感染，這就是根管治療。

去除神經的牙齒不會再痛，但容易破裂，所以一般建議做個牙套保護。

就是不同材料的牙套，套在變小的天然牙冠上啦！

好像戴了假髮！

戴好戴滿！

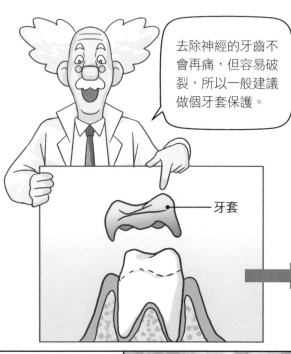

牙套

萬一情況更嚴重，只能把蛀牙拔掉，裝假牙或植牙嘍！

哈啾！

嗚啊！

假牙飛起來了？！

假牙歸隊嘍！

對了，哈達爺爺剛提到的植牙是……？

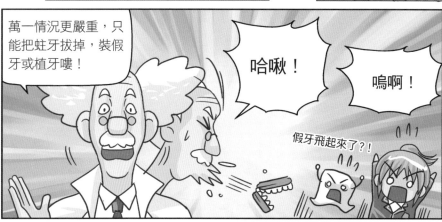

植牙是把鈦金屬做的人工牙根，植入口腔齒槽骨，等三到六個月當人工牙根與顎骨緊密癒合後，再裝上假牙。

這樣做沒問題吧？

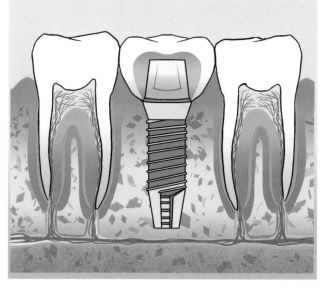

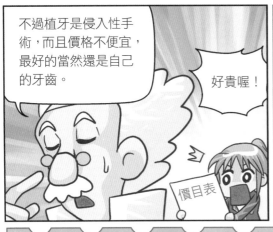

不過植牙是侵入性手術，而且價格不便宜，最好的當然還是自己的牙齒。

好貴喔！

價目表

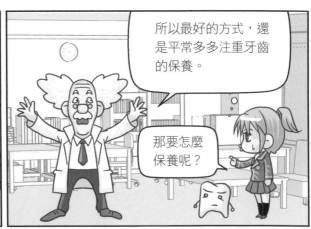

所以最好的方式，還是平常多多注重牙齒的保養。

那要怎麼保養呢？

一般牙菌斑都藏在牙齦邊緣的牙肉溝

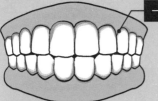

**3** 再刷牙齒內側。

首先減少細菌附著，飯後睡前正確刷牙，每三個月換新的牙刷，並使用牙線或牙間刷清潔牙縫。

**1** 將刷毛對準牙齒與牙齦交接的地方，刷毛與牙齒呈 45～60 度角。

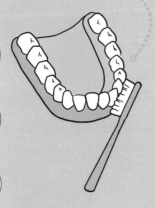

**4** 牙刷直放，從牙肉到牙冠的方向順著牙縫豎刷上下門牙的內側。

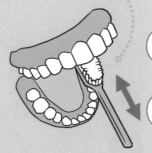

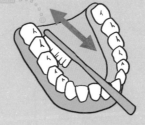

**2** 上排牙齒由上往下，下排牙齒由下往上，先刷上排與下排牙齒外側。

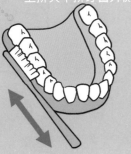

**5** 牙刷平放，刷咀嚼食物的咬合面。

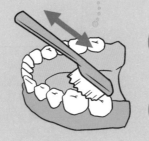

貝式刷牙法是最簡單的刷牙方法。

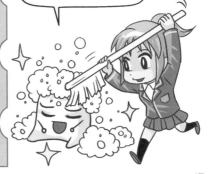

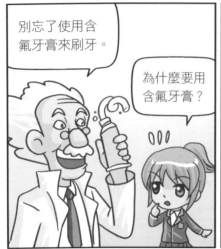

別忘了使用含氟牙膏來刷牙。

為什麼要用含氟牙膏？

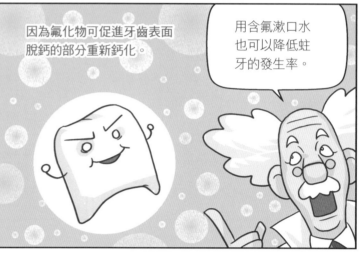

因為氟化物可促進牙齒表面脫鈣的部分重新鈣化。

用含氟漱口水也可以降低蛀牙的發生率。

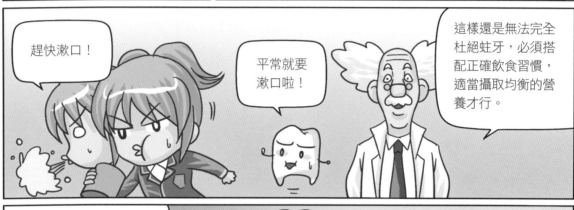

趕快漱口！

平常就要漱口啦！

這樣還是無法完全杜絕蛀牙，必須搭配正確飲食習慣，適當攝取均衡的營養才行。

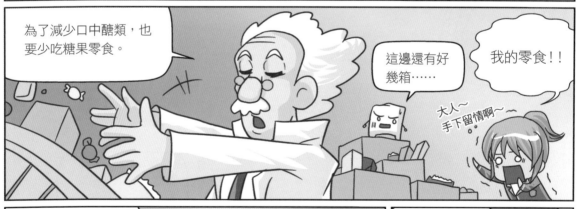

為了減少口中醣類，也要少吃糖果零食。

這邊還有好幾箱……

我的零食！！

大人～手下留情啊～

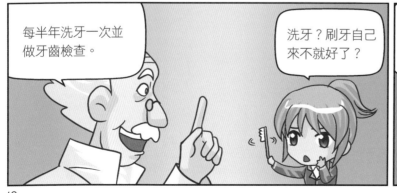

每半年洗牙一次並做牙齒檢查。

洗牙？刷牙自己來不就好了？

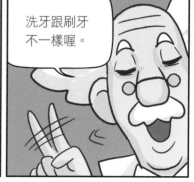

洗牙跟刷牙不一樣喔。

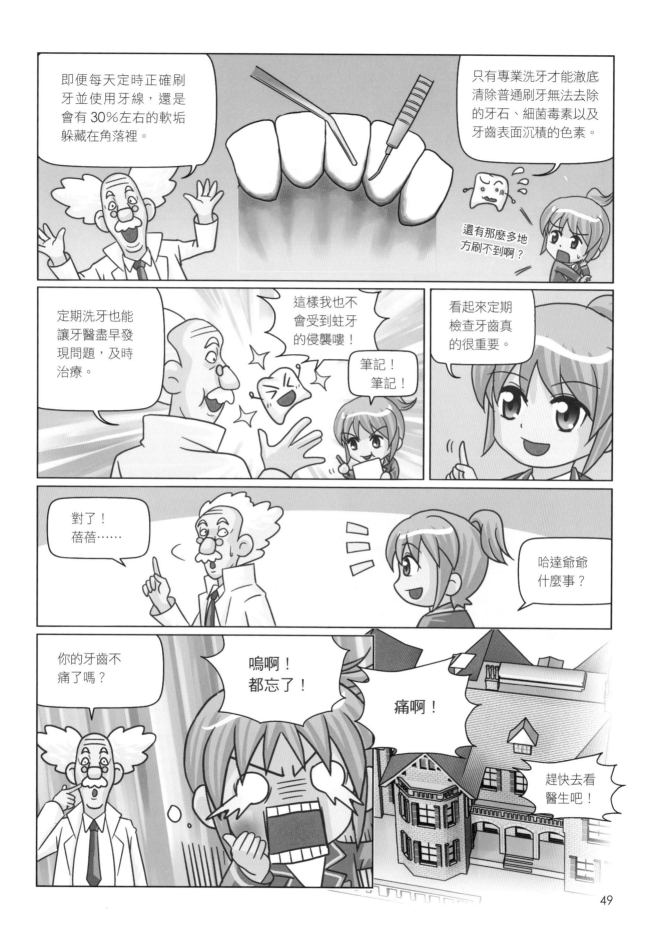

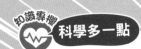

# 預防牙科醫學之父──貝斯醫師

蛀牙是最常見的口腔疾病，主要是殘留在牙齒表面的食物殘渣滋生細菌，使得牙齒脫鈣而形成蛀洞。預防蛀牙最好的方法就是保持牙齒清潔，因此平時要好好的刷牙！

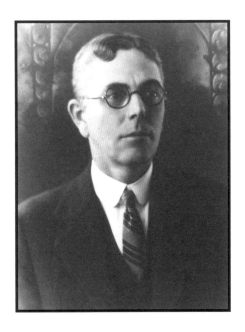

貝氏刷牙法是公認最有效，也是最簡單的刷牙方式。這個方法最早由美國的貝斯醫師（Charles C. Bass）提出。不過，被譽為「預防牙科醫學之父」的貝斯並不是牙醫，而是一位內科醫生。

1875 年，貝斯出生於密西西比州，他二十幾歲時從路易斯安納州的杜蘭大學醫學院畢業，返回家鄉開業當醫生。除了治病，他也研究鉤蟲與瘧疾。貝斯不僅研究工作做得很出色，更於 1922 至 1940 年擔任杜蘭大學醫學院院長，長達 18 年，展現了優異的行政管理能力。65 歲屆齡退休之後，他持續做研究，並將研究主題轉到了牙科領域。

貝斯研究唾液中的微生物，發現蛀牙和牙齦疾病是細菌感染造成的。他認為，清除口腔裡的細菌可以預防這些感染，於是設計了新款的牙刷和牙線，並發展出一套刷牙方法，也就是「貝氏刷牙法」。貝斯設計的牙刷長約 15 公分，刷毛為尼龍材質，分成三排，每排六束，每束80 根刷毛，而且刷毛的末端呈圓形，以免刷牙時傷害牙齦。

至於牙齒與牙齒之間的縫隙，那些牙刷怎樣也刷不到的地方，就用牙線來清潔。牙線是線狀的潔牙工具，當時多半是用蠶絲做的，容易分叉、斷裂，而貝斯改用尼龍來製作，以 170 條尼龍細絲捻成。

尼龍不僅強韌、有彈性，在牙縫中更好滑動，也比蠶絲便宜。之後牙線逐漸普及，尼龍也成為現今牙線廣泛使用的材質。

貝斯致力於口腔衛生的研究與推廣，經過 70 多年，他的建議仍然適用：每天上床睡覺之前，用牙線和牙刷正確的清潔牙齒，保持口腔衛生，就能預防蛀牙和牙齦疾病。另外，別忘記每三到四個月就要更換牙刷喔！

▲使用牙線可以清潔齒縫間牙刷無法清除的髒汙。

## 貝斯醫師的病源研究

1904 年左右，貝斯在一場醫學會議上聽到關於鉤蟲病的演講，這種由寄生蟲造成的疾病引起了他的注意，因為他的病患當中，不少孩童有一模一樣的症狀！會議結束後不久，他買了顯微鏡，對孩童進行鉤蟲檢查，最後確診並治療了大約 80 位病患。這次的經驗讓貝斯對疾病的源頭產生興趣，之後開始深入研究鉤蟲病，找到了致病原因：美國南方鄉村的廁所等衛生設施不完善，鉤蟲卵往往隨著感染者的糞便排出來，散播到土裡，而當地的孩童習慣赤腳，很容易踩到被鉤蟲卵汙染的土壤，感染鉤蟲病。

後來貝斯著手研究另一種同樣由寄生蟲造成的疾病——瘧疾，這種病會透過蚊子傳染。1911 年，他和同事成功在人體外培養出瘧原蟲，加速瘧疾研究的進展。

# 搭飛機也會中耳炎？

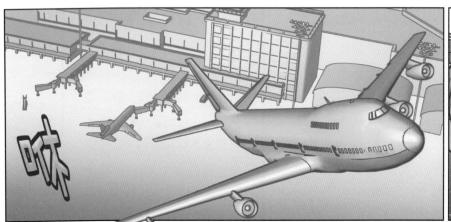

哔

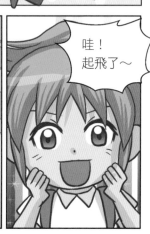

哇！
起飛了～

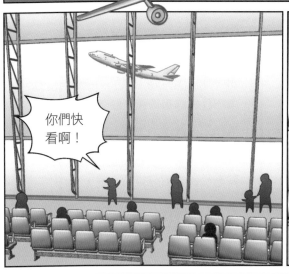

你們快看啊！

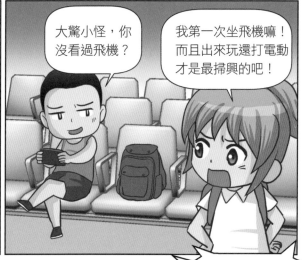

大驚小怪，你沒看過飛機？

我第一次坐飛機嘛！而且出來玩還打電動才是最掃興的吧！

搭乘科少航空YS033航班前往澎湖的旅客，請準備登機。

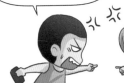

我只是利用等候的時間玩，這叫善用時間好嗎？

旅行是從等飛機就開始了啦！

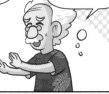

好了好了，別吵了……

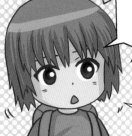

該我們登機了唷！

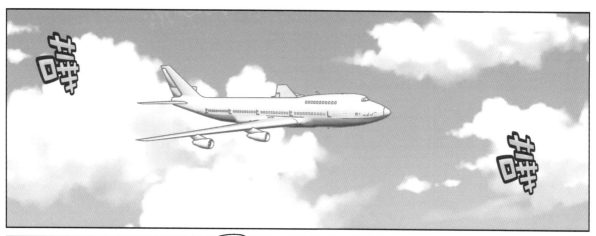

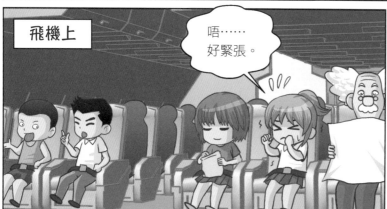

飛機上

唔……
好緊張。

別擔心，澎湖很近，只要飛一個小時就到了。

那麼快啊？

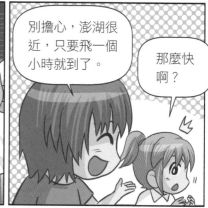

我還以為要坐很久……準備了很多東西呢。

也太多了吧……

那個眼罩好眼熟……

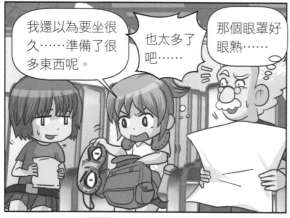

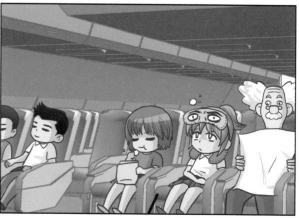

蓓蓓，睡不著嗎？

第一次坐飛機，真是既緊張又興奮……

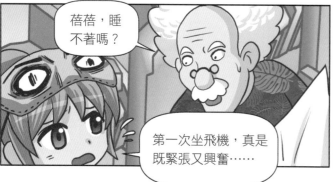

飛機即將降落，請繫好安全帶。

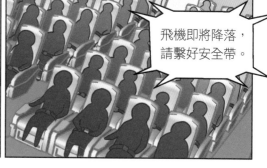

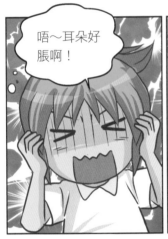

唔～耳朵好脹啊！

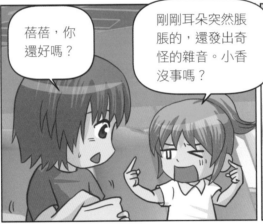

蓓蓓，你還好嗎？

剛剛耳朵突然脹脹的，還發出奇怪的雜音。小香沒事嗎？

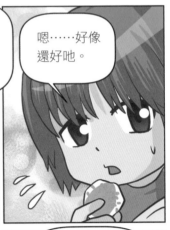

嗯……好像還好啦。

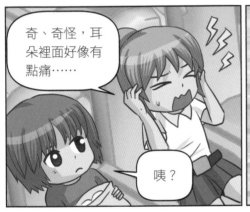

奇、奇怪，耳朵裡面好像有點痛……

咦？

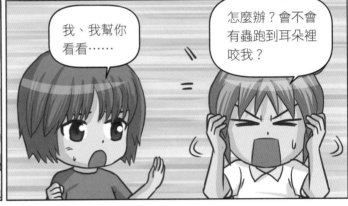

我、我幫你看看……

怎麼辦？會不會有蟲跑到耳朵裡咬我？

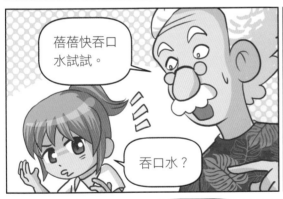

蓓蓓快吞口水試試。

吞口水？

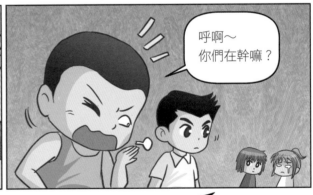

呼啊～你們在幹嘛？

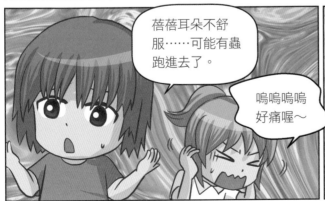

蓓蓓耳朵不舒服……可能有蟲跑進去了。

嗚嗚嗚嗚好痛喔～

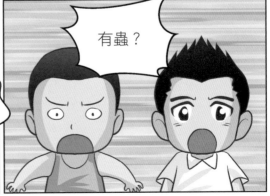

有蟲？

蓓蓓，你還好嗎？

嗚嗚……我覺得我快死了……

你們雖然在我面前，但我聽大家的聲音覺得好遙遠……好像隔著牆壁……

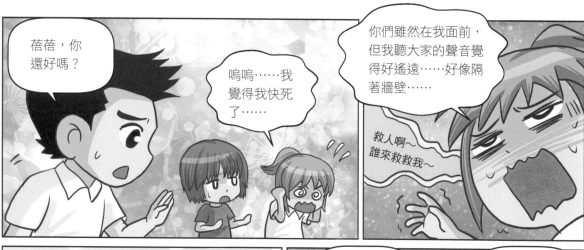

救人啊～誰來救救我～

這就是天人永隔的感覺嗎？嗚嗚嗚～～

我還不想和大家分開嘛！

蓓蓓不會死的嗚嗚嗚！

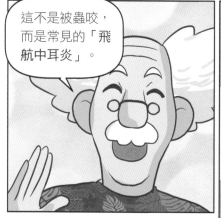

最好是這麼嚴重啦！

話說回來，到底是什麼蟲這麼厲害啊？

你們是在演哪齣啦……

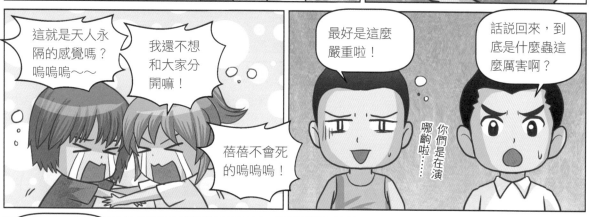

這不是被蟲咬，而是常見的「飛航中耳炎」。

咻——

就讓我飛航小精靈來說明吧～

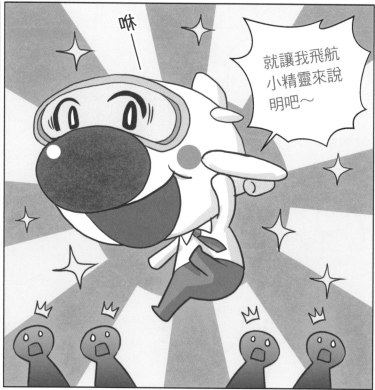

飛航中耳炎？

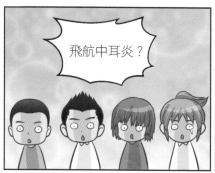

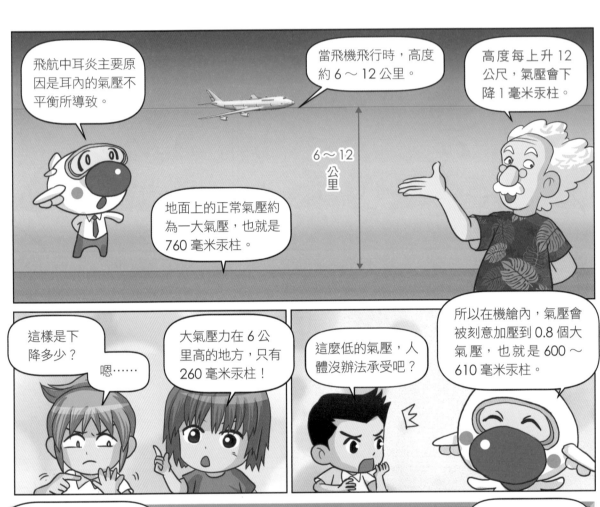

飛航中耳炎主要原因是耳內的氣壓不平衡所導致。

當飛機飛行時，高度約 6～12 公里。

高度每上升 12 公尺，氣壓會下降 1 毫米汞柱。

6～12 公里

地面上的正常氣壓約為一大氣壓，也就是 760 毫米汞柱。

這樣是下降多少？

嗯……

大氣壓力在 6 公里高的地方，只有 260 毫米汞柱！

這麼低的氣壓，人體沒辦法承受吧？

所以在機艙內，氣壓會被刻意加壓到 0.8 個大氣壓，也就是 600～610 毫米汞柱。

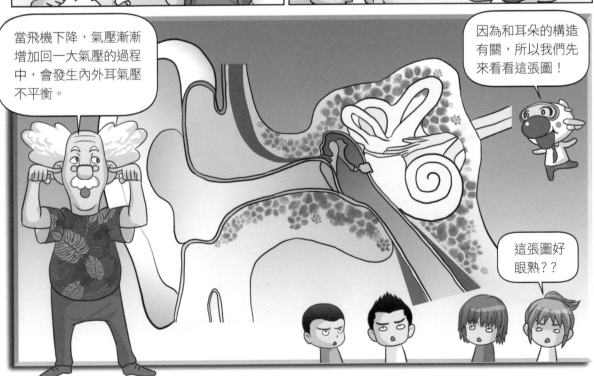

當飛機下降，氣壓漸漸增加回一大氣壓的過程中，會發生內外耳氣壓不平衡。

因為和耳朵的構造有關，所以我們先來看看這張圖！

這張圖好眼熟？？

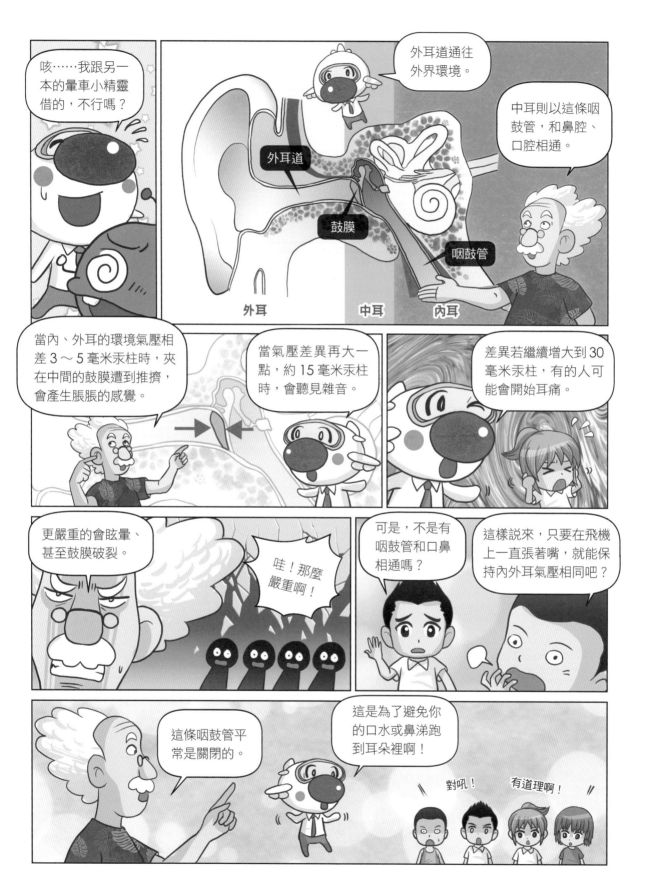

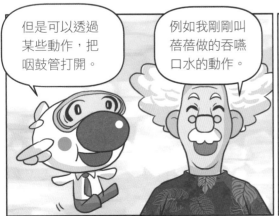

但是可以透過某些動作，把咽鼓管打開。

例如我剛剛叫蓓蓓做的吞嚥口水的動作。

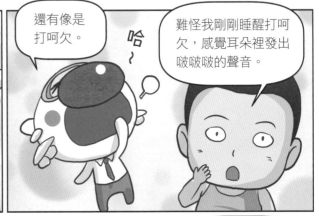

還有像是打呵欠。

哈～

難怪我剛剛睡醒打呵欠，感覺耳朵裡發出啵啵啵的聲音。

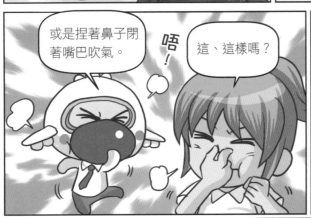

或是捏著鼻子閉著嘴巴吹氣。

唔！

這、這樣嗎？

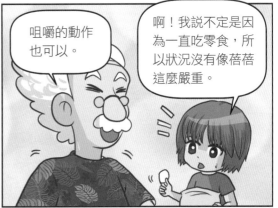

咀嚼的動作也可以。

啊！我說不定是因為一直吃零食，所以狀況沒有像蓓蓓這麼嚴重。

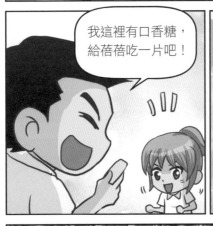

我這裡有口香糖，給蓓蓓吃一片吧！

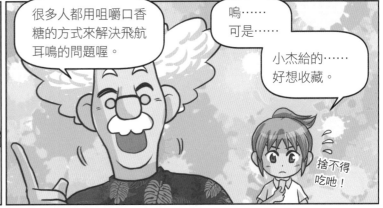

很多人都用咀嚼口香糖的方式來解決飛航耳鳴的問題喔。

嗚……可是……

小杰給的……好想收藏。

捨不得吃吧！

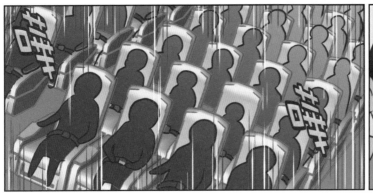

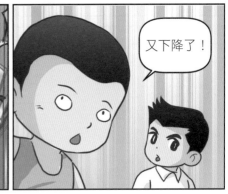

又下降了！

58

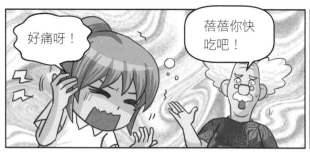

好痛呀!

蓓蓓你快吃吧!

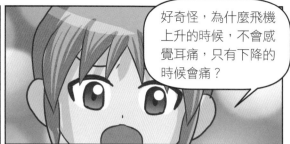

好奇怪,為什麼飛機上升的時候,不會感覺耳痛,只有下降的時候會痛?

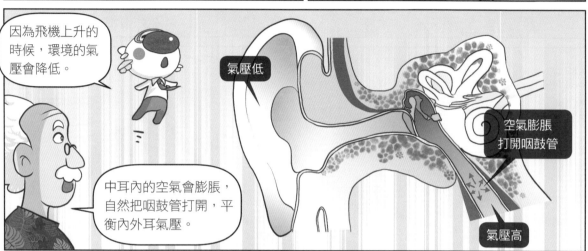

因為飛機上升的時候,環境的氣壓會降低。

中耳內的空氣會膨脹,自然把咽鼓管打開,平衡內外耳氣壓。

氣壓低

空氣膨脹
打開咽鼓管

氣壓高

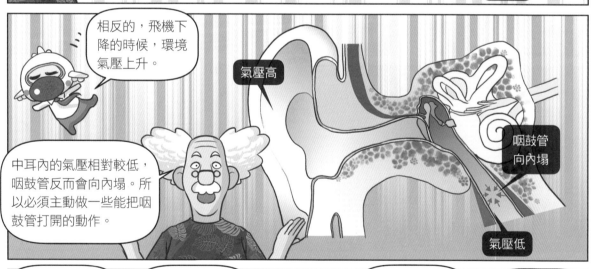

相反的,飛機下降的時候,環境氣壓上升。

中耳內的氣壓相對較低,咽鼓管反而會向內塌。所以必須主動做一些能把咽鼓管打開的動作。

氣壓高

咽鼓管
向內塌

氣壓低

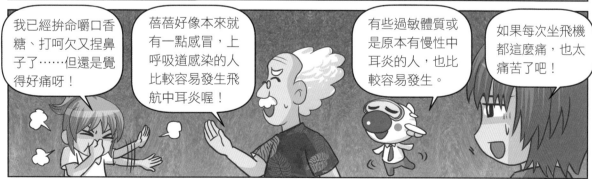

我已經拚命嚼口香糖、打呵欠又捏鼻子了……但還是覺得好痛呀!

蓓蓓好像本來就有一點感冒,上呼吸道感染的人比較容易發生飛航中耳炎喔!

有些過敏體質或是原本有慢性中耳炎的人,也比較容易發生。

如果每次坐飛機都這麼痛,也太痛苦了吧!

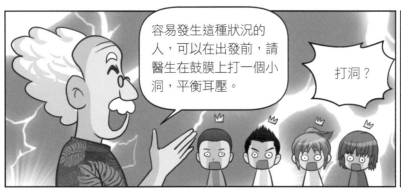

容易發生這種狀況的人，可以在出發前，請醫生在鼓膜上打一個小洞，平衡耳壓。

打洞？

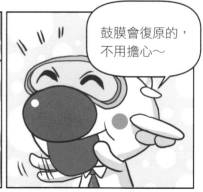

鼓膜會復原的，不用擔心～

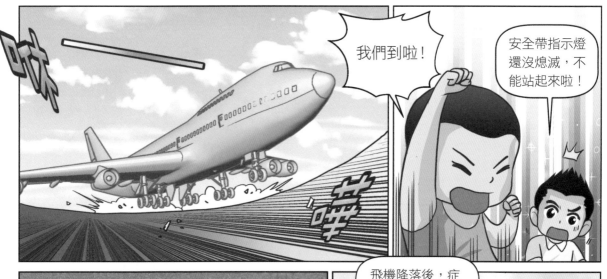

我們到啦！

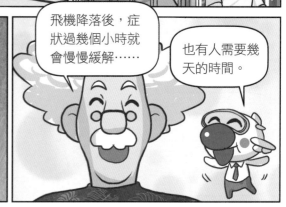

安全帶指示燈還沒熄滅，不能站起來啦！

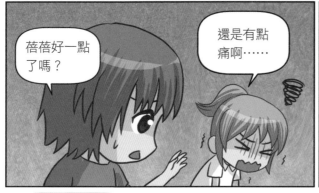

蓓蓓好一點了嗎？

還是有點痛啊……

飛機降落後，症狀過幾個小時就會慢慢緩解……

也有人需要幾天的時間。

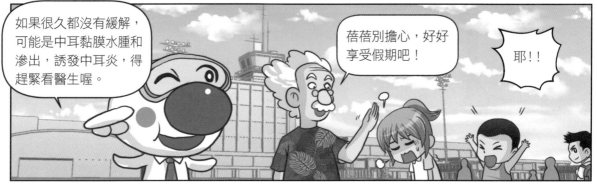

如果很久都沒有緩解，可能是中耳黏膜水腫和滲出，誘發中耳炎，得趕緊看醫生喔。

蓓蓓別擔心，好好享受假期吧！

耶！！

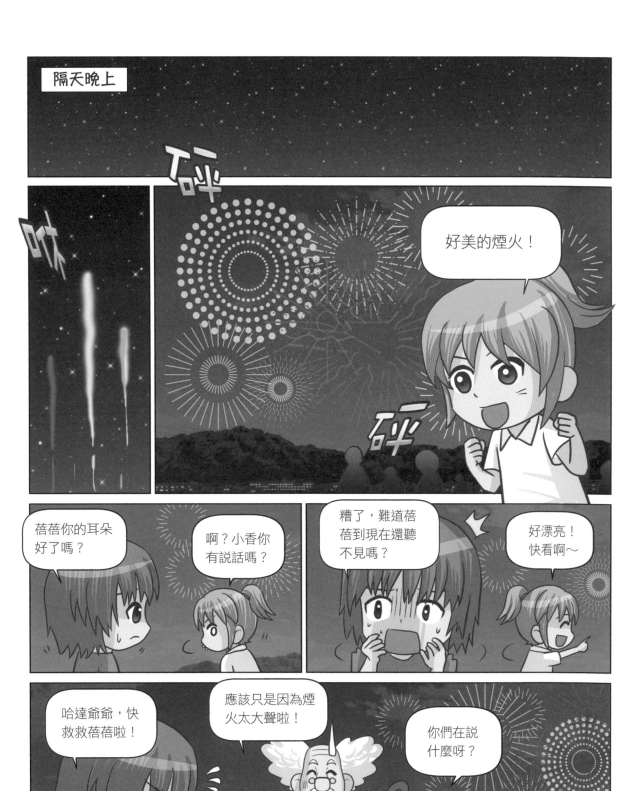

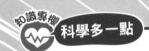

# 高高低低的氣壓

地球被一層空氣包圍著，也就是「大氣層」。雖然我們看不見空氣，但空氣具有重量，空氣壓在物體表面造成的壓力稱為「大氣壓力」，簡稱「氣壓」。氣壓會隨高度而變動，高度愈高，空氣愈稀薄，所以高山或高空的氣壓比地面來得低。

測量氣壓的儀器稱為「氣壓計」，最早是用水銀柱的高度來測量，氣壓愈高，水銀柱愈高。水銀氣壓計是義大利物理學家托里切利（Evangelista Torricelli）於 1643 年發明的。水銀又稱「汞」，是密度很大的銀色金屬，在室溫下為液態。

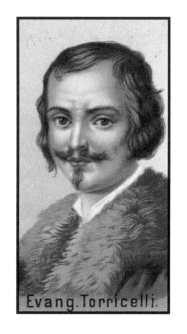

Evang. Torricelli.

托里切利出生在義大利北部，自小擅長數學和物理。1641 年，33 歲的托里切利受邀前往佛羅倫斯，擔任著名科學家伽利略的助手，為當時已經失明又年邁的伽利略記錄口述資料，整理成筆記。伽利略曾和托里切利討論一個現象：用抽水幫浦抽井裡的水，一旦水井深度超過 10 公尺，就沒辦法把水抽上來，為什麼呢？這個問題一直到伽利略 1642 年過世，都不曾找到正確的解釋。

伽利略過世後，托里切利著手研究這個問題。他認為抽水幫浦能把水往上抽，是因為空氣具有重量，但這和大眾長久以來的想法並不一樣。為了證明，托里切利一開始採用水柱做實驗。然而，10 公尺高的水柱很難操作，因此他改用密度是水的 13.6 倍的水銀。1643 年，托里切利把長達 100 多公分的細玻璃管裝滿水銀，用拇指按住管口，

把玻璃管倒插在裝了水銀的槽中。放開拇指後，他發現玻璃管中的水銀流了出來，水銀柱的高度下降，但水銀不會全部流光，而是保持在 76 公分高。經由這個簡單的實驗，托里切利證明了大氣壓力的存在：空氣具有重量而能產生壓力，這股壓力壓在水銀槽的水銀上，使得玻璃管中的水銀維持在一定的高度。水銀柱的高度代表

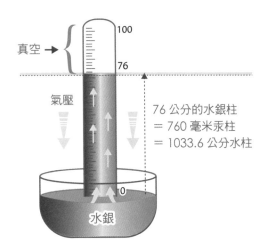

真空 → 100

76

氣壓

76 公分的水銀柱
= 760 毫米汞柱
= 1033.6 公分水柱

0

水銀

▲一般來說地面通常是 1 大氣壓，也就是 76 公分的水銀柱。如果是水柱，高度是 76 乘以 13.6，等於 1033.6 公分，大約高 10 公尺。換句話說，空氣重量施加在水面的壓力只能把水壓到 10 公尺高，這就是為什麼抽水幫浦的抽水極限是 10 公尺。

了大氣壓力的大小。此外托里切利還發現，水銀柱的高度會隨天氣改變：陰天或下雨時，水銀柱的高度比較低；晴天時，水銀柱的高度比較高。換句話說，氣壓可反映天氣的好壞。可惜的是，他在公開發表實驗結果之前，於佛羅倫斯病逝，享年 39 歲。

　　後來，法國科學家帕斯卡（Blaise Pascal）得知托里切利的水銀柱實驗後，也投入大氣壓力的研究。他認為氣壓會隨高度而降低，請人帶著水銀柱裝置爬到 1000 多公尺高的山上，測量山頂上的氣壓，與山腳下的氣壓比較，證實海拔高度上升，氣壓會下降。

　　目前國際通用的壓力單位帕斯卡（簡稱「帕」，Pa），或氣象上常用的氣壓單位百帕（hPa，h 代表 100），就是用帕斯卡的名字命名的。以往使用的氣壓單位托（Torr）則是取自托里切利名字的前四個字母，1 托相當於 1 毫米汞柱。

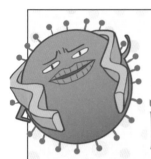
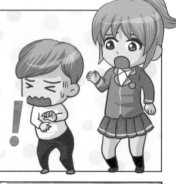

# 腸病毒席捲萌萌寶幼兒園！

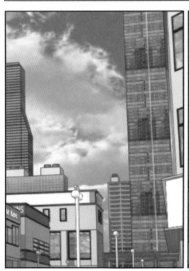

哈～～啾！

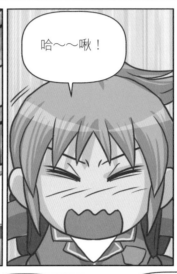

蓓蓓，你怎麼了？

突然覺得鼻子癢癢的……

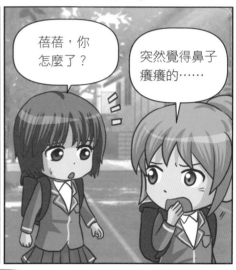

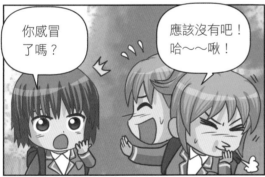

你感冒了嗎？

應該沒有吧！哈～～啾！

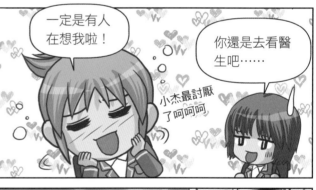

一定是有人在想我啦！

小杰最討厭了啊啊啊

你還是去看醫生吧……

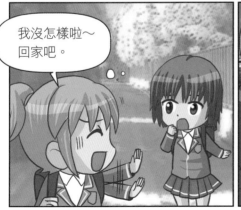

我沒怎樣啦～回家吧。

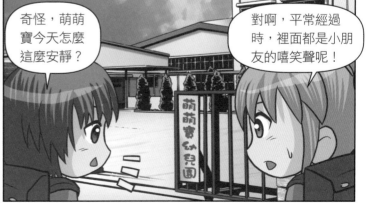

奇怪，萌萌寶今天怎麼這麼安靜？

對啊，平常經過時，裡面都是小朋友的嬉笑聲呢！

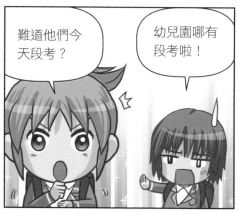

難道他們今天段考？

幼兒園哪有段考啦！

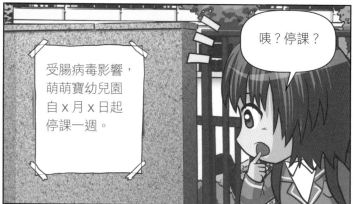

受腸病毒影響，萌萌寶幼兒園自 x 月 x 日起停課一週。

咦？停課？

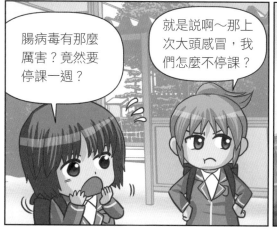

腸病毒有那麼厲害？竟然要停課一週？

就是說啊～那上次大頭感冒，我們怎麼不停課？

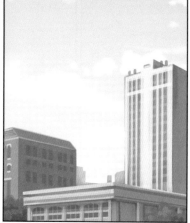

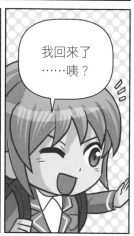

我回來了……咦？

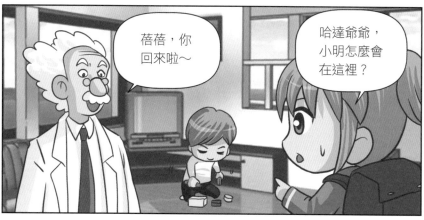

蓓蓓，你回來啦～

哈達爺爺，小明怎麼會在這裡？

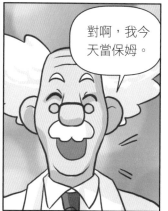

對啊，我今天當保姆。

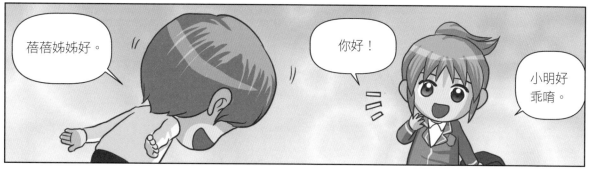

蓓蓓姊姊好。

你好！

小明好乖唷。

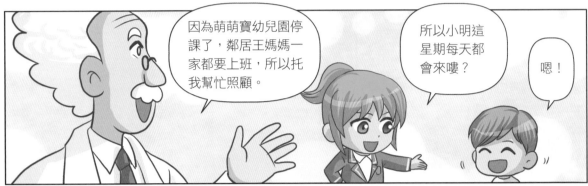

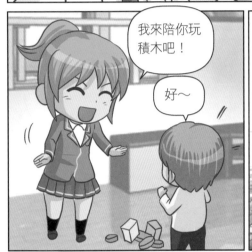

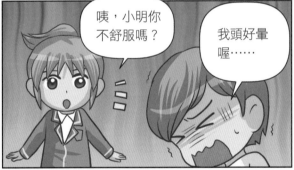

三天後

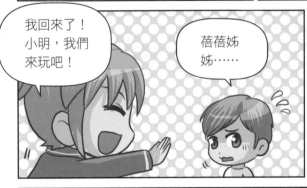

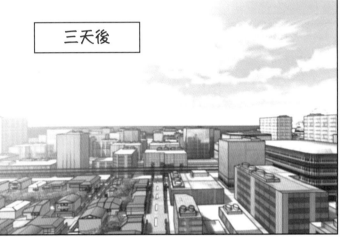

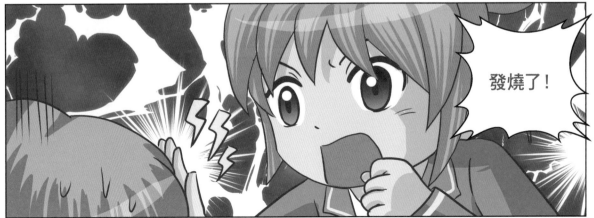

發燒了！

66

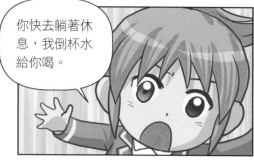

你快去躺著休息，我倒杯水給你喝。

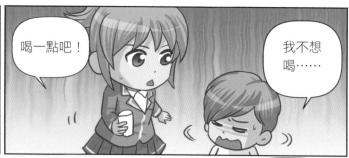

喝一點吧！

我不想喝……

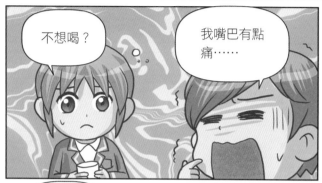

不想喝？

我嘴巴有點痛……

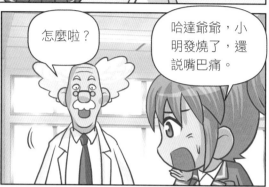

怎麼啦？

哈達爺爺，小明發燒了，還說嘴巴痛。

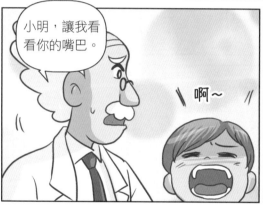

小明，讓我看看你的嘴巴。

啊～

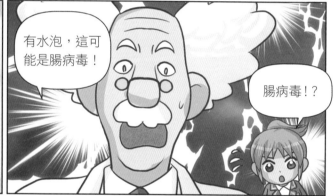

有水泡，這可能是腸病毒！

腸病毒！？

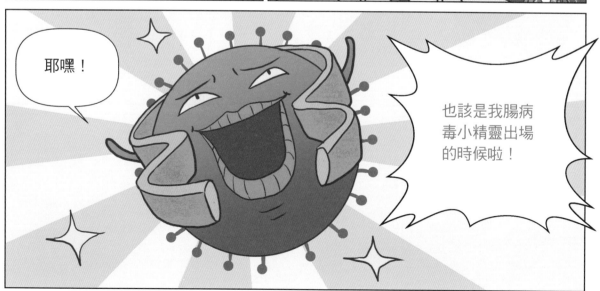

耶嘿！

也該是我腸病毒小精靈出場的時候啦！

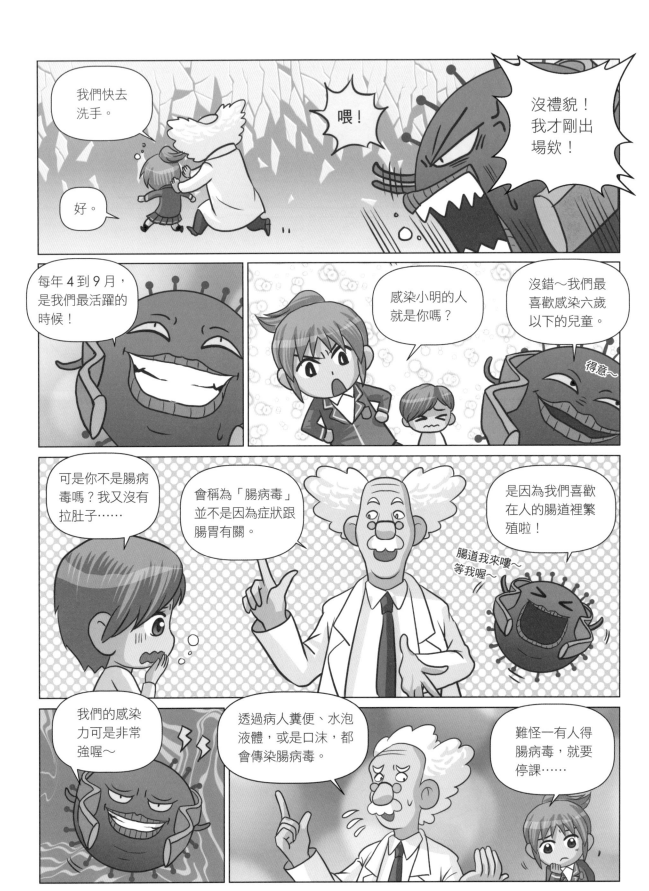

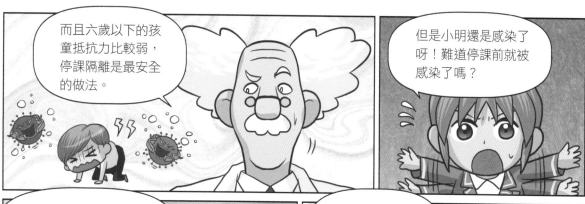

而且六歲以下的孩童抵抗力比較弱，停課隔離是最安全的做法。

但是小明還是感染了呀！難道停課前就被感染了嗎？

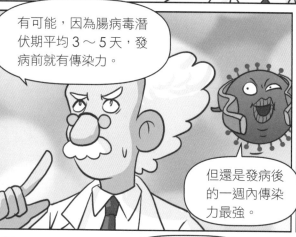

有可能，因為腸病毒潛伏期平均 3～5 天，發病前就有傳染力。

但還是發病後的一週內傳染力最強。

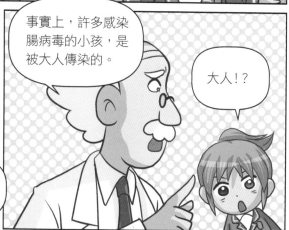

事實上，許多感染腸病毒的小孩，是被大人傳染的。

大人！？

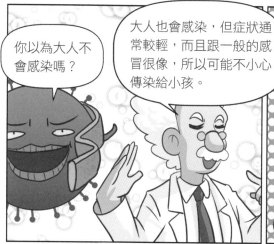

你以為大人不會感染嗎？

大人也會感染，但症狀通常較輕，而且跟一般的感冒很像，所以可能不小心傳染給小孩。

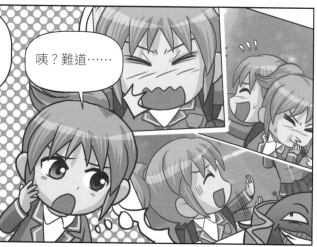

咦？難道……

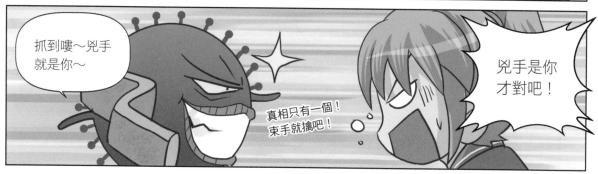

抓到嘍～兇手就是你～

真相只有一個！束手就擒吧！

兇手是你才對吧！

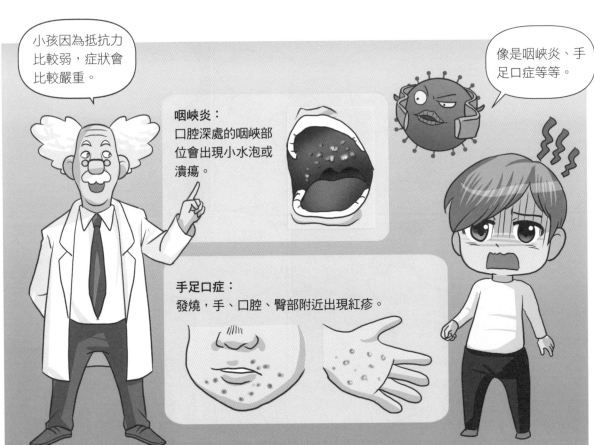

小孩因為抵抗力比較弱，症狀會比較嚴重。

像是咽峽炎、手足口症等等。

咽峽炎：
口腔深處的咽峽部位會出現小水泡或潰瘍。

手足口症：
發燒，手、口腔、臀部附近出現紅疹。

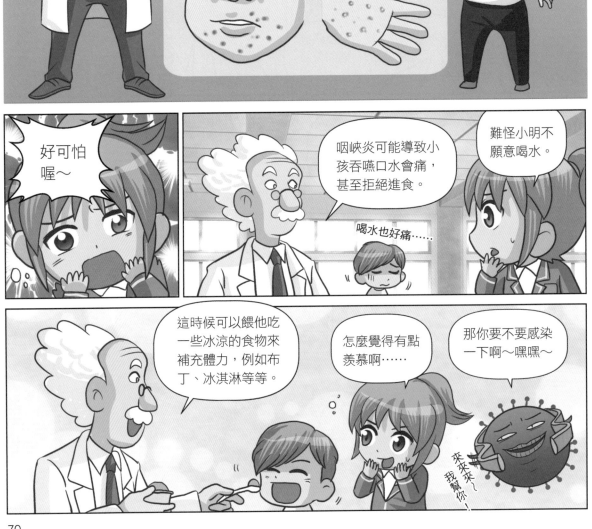

好可怕喔～

咽峽炎可能導致小孩吞嚥口水會痛，甚至拒絕進食。

喝水也好痛……

難怪小明不願意喝水。

這時候可以餵他吃一些冰涼的食物來補充體力，例如布丁、冰淇淋等等。

怎麼覺得有點羨慕啊……

那你要不要感染一下啊～嘿嘿～

來來來～我幫你！

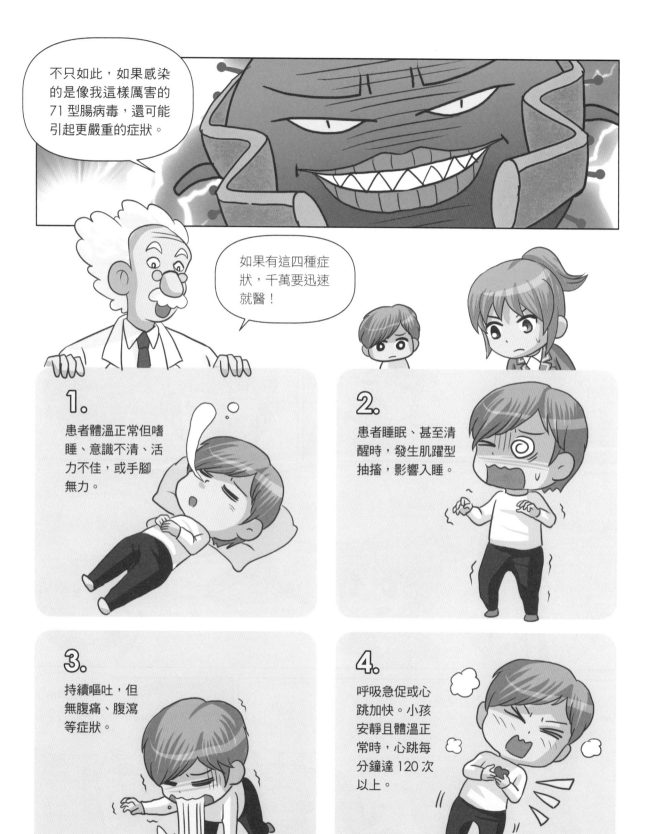

71

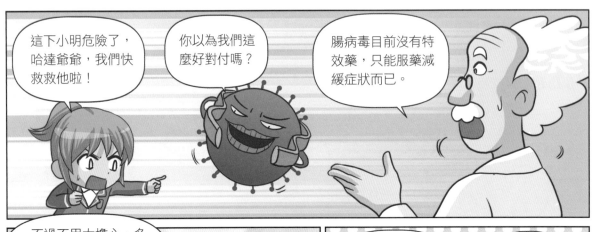

這下小明危險了，哈達爺爺，我們快救救他啦！

你以為我們這麼好對付嗎？

腸病毒目前沒有特效藥，只能服藥減緩症狀而已。

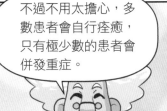

不過不用太擔心，多數患者會自行痊癒，只有極少數的患者會併發重症。

呼～那就好。

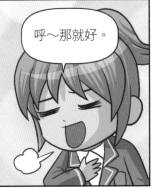

看來你也沒有很厲害嘛！

哼！

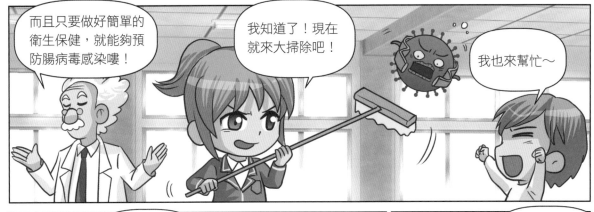

而且只要做好簡單的衛生保健，就能夠預防腸病毒感染嘍！

我知道了！現在就來大掃除吧！

我也來幫忙～

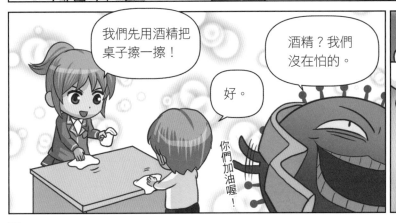

我們先用酒精把桌子擦一擦！

好。

酒精？我們沒在怕的。

你們加油喔！

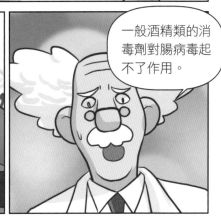

一般酒精類的消毒劑對腸病毒起不了作用。

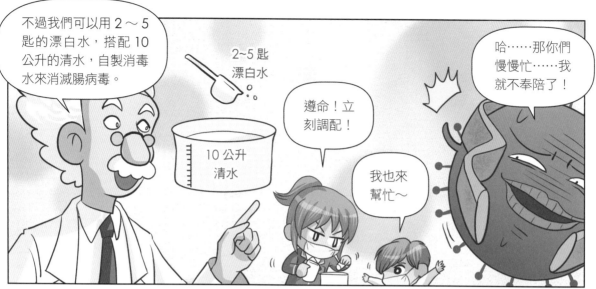

不過我們可以用 2～5 匙的漂白水，搭配 10 公升的清水，自製消毒水來消滅腸病毒。

2～5 匙 漂白水

10 公升 清水

遵命！立刻調配！

我也來幫忙～

哈……那你們慢慢忙……我就不奉陪了！

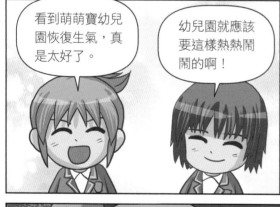

一週後

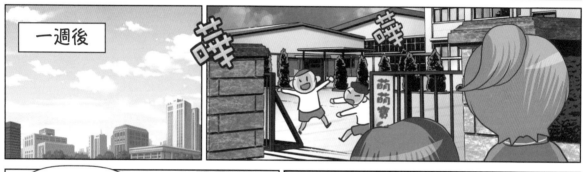

看到萌萌寶幼兒園恢復生氣，真是太好了。

幼兒園就應該要這樣熱熱鬧鬧的啊！

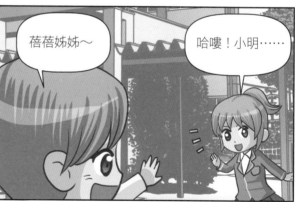

蓓蓓姊姊～

哈嘍！小明……

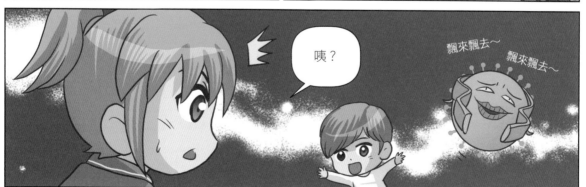

咦？

飄來飄去～ 飄來飄去～

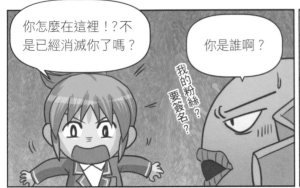

你怎麼在這裡！？不是已經消滅你了嗎？

你是誰啊？

我的粉絲？要簽名？

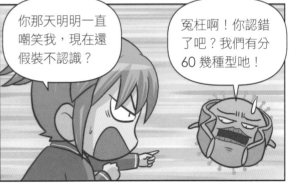

你那天明明一直嘲笑我，現在還假裝不認識？

冤枉啊！你認錯了吧？我們有分60幾種型咧！

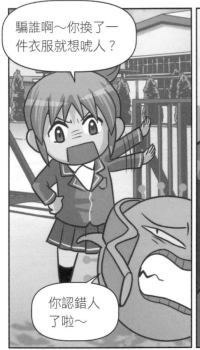

騙誰啊～你換了一件衣服就想唬人？

你認錯人了啦～

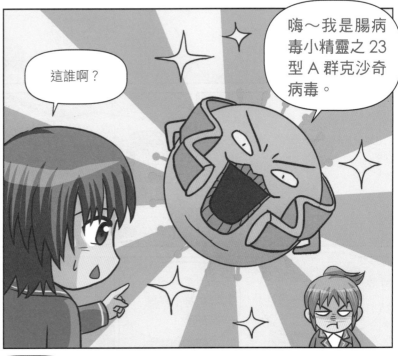

這誰啊？

嗨～我是腸病毒小精靈之23型A群克沙奇病毒。

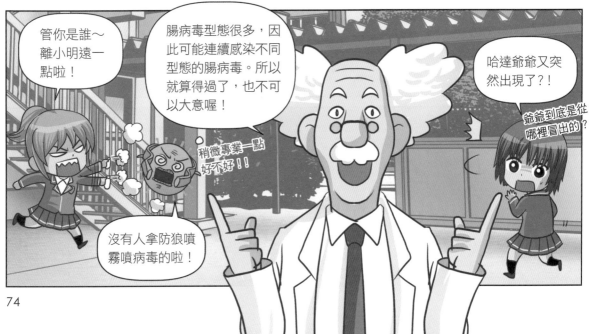

管你是誰～離小明遠一點啦！

腸病毒型態很多，因此可能連續感染不同型態的腸病毒。所以就算得過了，也不可以大意喔！

稍微專業一點好不好！！

哈達爺爺又突然出現了？！

爺爺到底是從哪裡冒出的？

沒有人拿防狼噴霧噴病毒的啦！

74

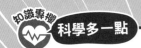

# 病毒的發現

　　手口足症、SARS、登革熱，還有從 2019 年年底橫掃全球的新冠肺炎……全都是病毒惹的禍，它究竟是何方神聖，竟能把世界搞得天翻地覆？事實上，病毒小得不得了，要用電子顯微鏡才看得到，而且構造簡單，得進入動植物的細胞才能複製、增殖。正因為病毒很微小，又跟活的生物截然不同，科學家一直到 19 世紀末才發現病毒的存在。

　　1879 年，德國農業化學家梅耶（Adolf E. Mayer）擔任荷蘭瓦赫寧恩農業試驗站的主任。當時，菸草是荷蘭重要的經濟作物，卻因為流行的病害而受損：菸草葉片上會出現暗綠色與淡綠色斑紋，最後壞死。損失慘重的農民向梅耶求助，經過研究，梅耶在 1886 年發表成果。他發現病葉汁液能感染健康植株，並將這種病命名為「菸草鑲嵌病」。梅耶認為罪魁禍首應該是細菌。

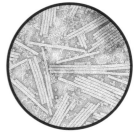
▲ 1939 年，科學家首度在電子顯微鏡下觀察到菸草鑲嵌病毒。

　　後來，俄國植物學家伊凡諾夫斯基（Dmitri Ivanovsky）也研究了菸草鑲嵌病。他將菸草葉子磨碎，用細瓷過濾器過濾。這種過濾器的濾孔很小，連細菌也無法通過，但濾液仍可感染健康菸草植株。他領先證實菸草鑲嵌病的病原體可通過細瓷過濾器，並不是細菌，但仍無法確定致病的病原體是什麼。幾年之後，荷蘭微生物學家貝傑林克（Martinus W. Beijerinck）發現，這種病原體只能在活細胞中複製，他認為是新型態的病原體，命名為「病毒」。不過，這項創新的見解當時不受認同。

　　直到將近 40 年後，美國化學家史坦利（Wendell Stanley）在 1935 年才從感染菸草鑲嵌病的菸草葉片汁液，純化出菸草鑲嵌病毒的結晶。超過半世紀的探索，人類終於發現病毒這種奇特病原體！

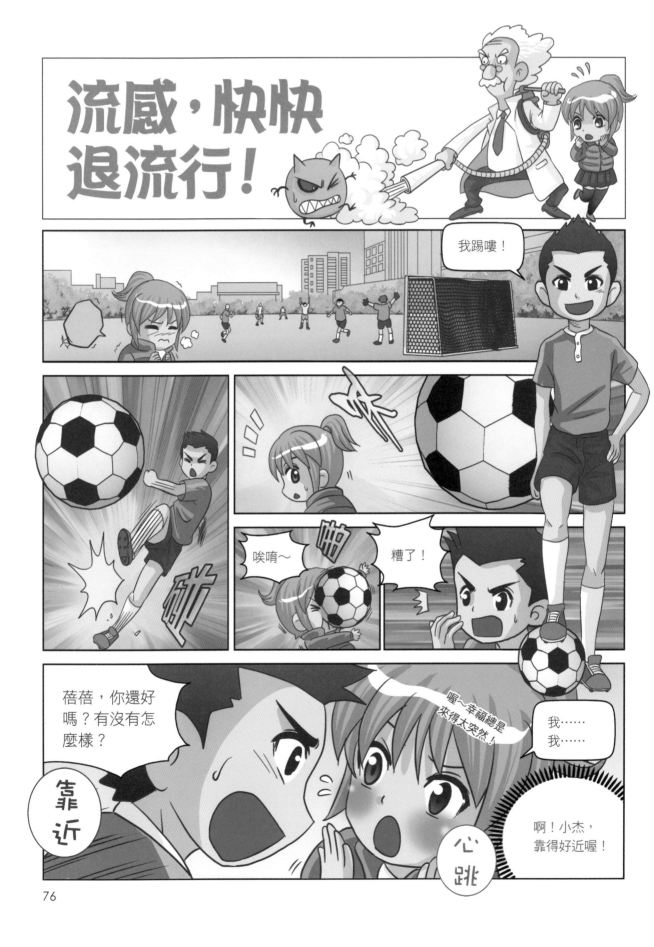

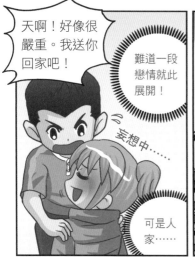

天啊！好像很嚴重。我送你回家吧！

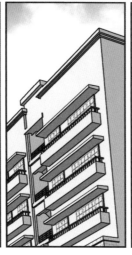

難道一段戀情就此展開！

妄想中……

可是人家……

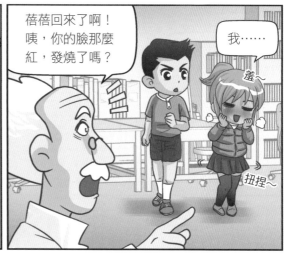

蓓蓓回來了啊！咦，你的臉那麼紅，發燒了嗎？

我……

羞～

扭捏～

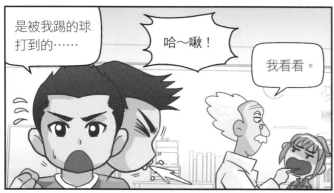

是被我踢的球打到的……

哈～啾！

我看看。

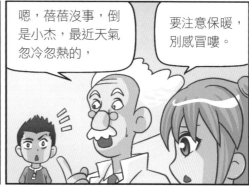

嗯，蓓蓓沒事，倒是小杰，最近天氣忽冷忽熱的，

要注意保暖，別感冒嘍。

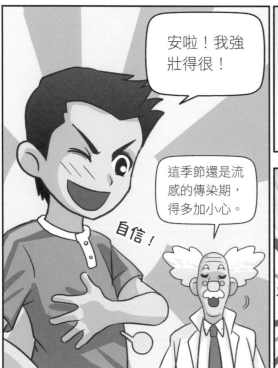

安啦！我強壯得很！

這季節還是流感的傳染期，得多加小心。

自信！

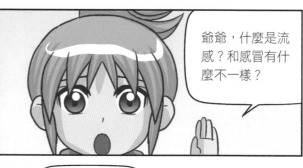

爺爺，什麼是流感？和感冒有什麼不一樣？

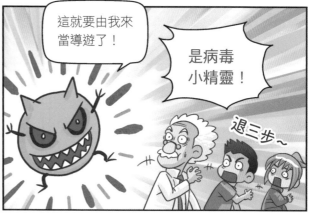

這就要由我來當導遊了！

是病毒小精靈！

退三步～

77

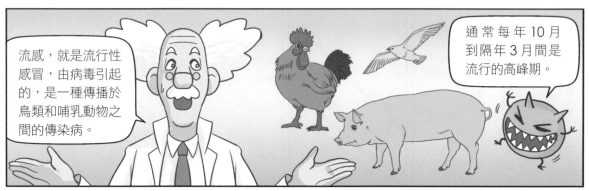

流感，就是流行性感冒，由病毒引起的，是一種傳播於鳥類和哺乳動物之間的傳染病。

通常每年10月到隔年3月間是流行的高峰期。

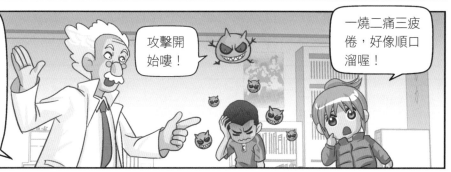

流感的症狀和一般的感冒有點像，但是來得又快又猛，全身性的症狀很明顯，最大特色是有「一燒」、「二痛」、「三疲倦」等三大病徵。

攻擊開始嘍！

一燒二痛三疲倦，好像順口溜喔！

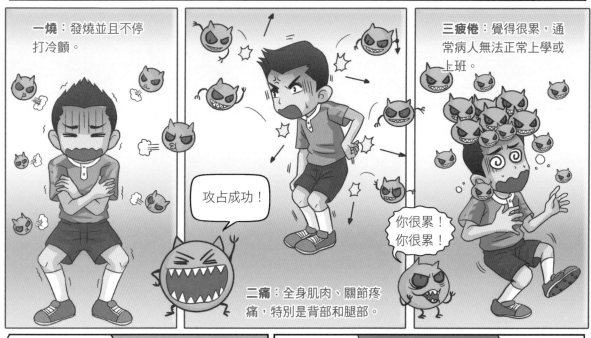

**一燒：**發燒並且不停打冷顫。

攻占成功！

**二痛：**全身肌肉、關節疼痛，特別是背部和腿部。

**三疲倦：**覺得很累，通常病人無法正常上學或上班。

你很累！你很累！

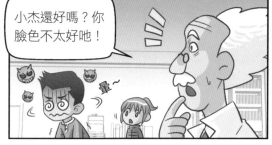

小杰還好嗎？你臉色不太好唷！

暈～

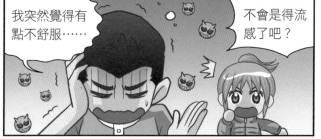

我突然覺得有點不舒服……

不會是得流感了吧？

# 流行性感冒　VS.　一般感冒

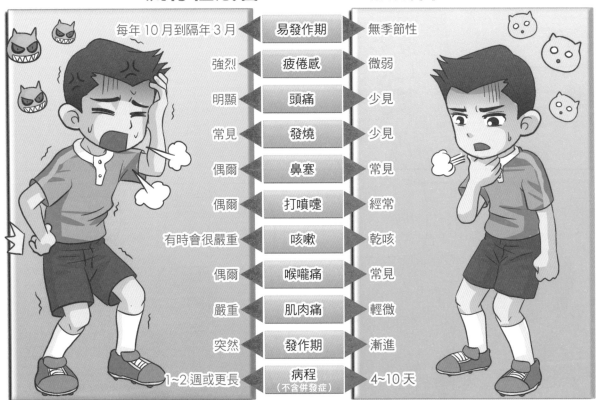

| 流行性感冒 | | 一般感冒 |
|---|---|---|
| 每年10月到隔年3月 | 易發作期 | 無季節性 |
| 強烈 | 疲倦感 | 微弱 |
| 明顯 | 頭痛 | 少見 |
| 常見 | 發燒 | 少見 |
| 偶爾 | 鼻塞 | 常見 |
| 偶爾 | 打噴嚏 | 經常 |
| 有時會很嚴重 | 咳嗽 | 乾咳 |
| 偶爾 | 喉嚨痛 | 常見 |
| 嚴重 | 肌肉痛 | 輕微 |
| 突然 | 發作期 | 漸進 |
| 1～2週或更長 | 病程<br>（不含併發症） | 4～10天 |

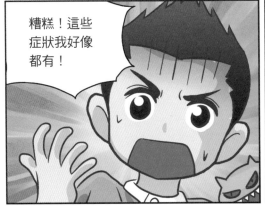

糟糕！這些症狀我好像都有！

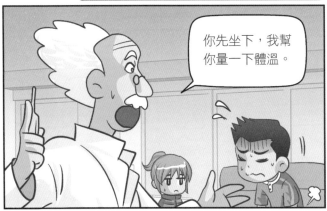

你先坐下，我幫你量一下體溫。

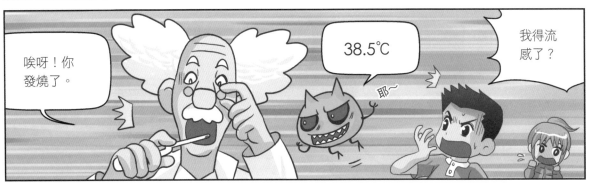

唉呀！你發燒了。

38.5℃

耶～

我得流感了？

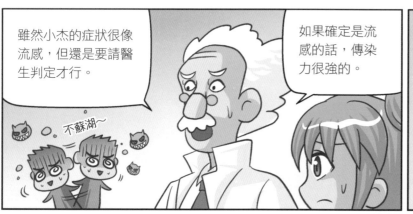

雖然小杰的症狀很像流感，但還是要請醫生判定才行。

不蘇湖～

如果確定是流感的話，傳染力很強的。

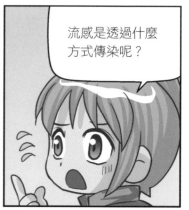

流感是透過什麼方式傳染呢？

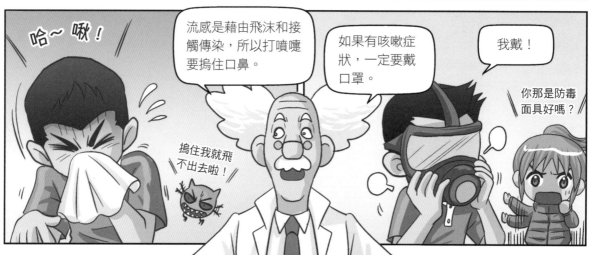

哈～啾！

流感是藉由飛沫和接觸傳染，所以打噴嚏要搗住口鼻。

搗住我就飛不出去啦！

如果有咳嗽症狀，一定要戴口罩。

我戴！

你那是防毒面具好嗎？

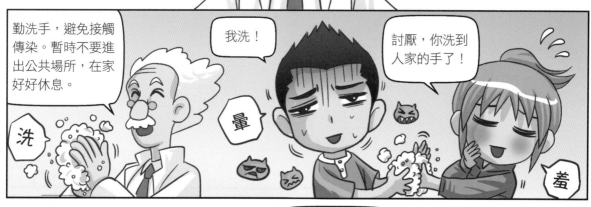

勤洗手，避免接觸傳染。暫時不要進出公共場所，在家好好休息。

洗

我洗！

暈

討厭，你洗到人家的手了！

羞

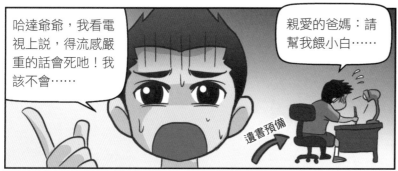

哈達爺爺，我看電視上說，得流感嚴重的話會死吔！我該不會……

親愛的爸媽：請幫我餵小白……

遺書預備

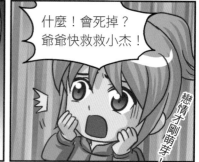

什麼！會死掉？爺爺快救救小杰！

戀情才剛萌芽！

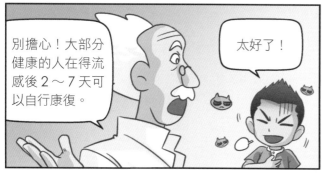
別擔心！大部分健康的人在得流感後 2～7 天可以自行康復。

太好了！

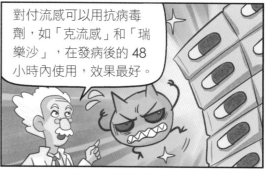
對付流感可以用抗病毒劑，如「克流感」和「瑞樂沙」，在發病後的 48 小時內使用，效果最好。

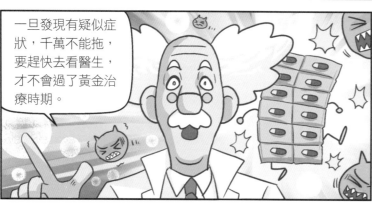
一旦發現有疑似症狀，千萬不能拖，要趕快去看醫生，才不會過了黃金治療時期。

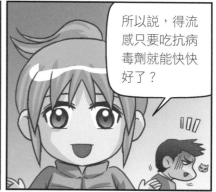
所以說，得流感只要吃抗病毒劑就能快快好了？

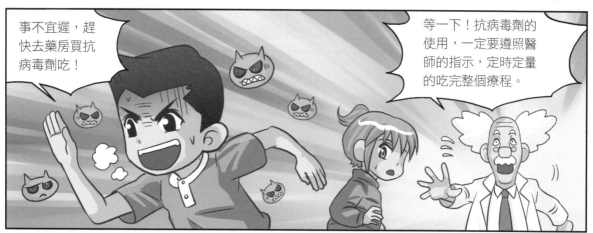
事不宜遲，趕快去藥房買抗病毒劑吃！

等一下！抗病毒劑的使用，一定要遵照醫師的指示，定時定量的吃完整個療程。

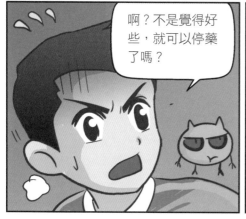
啊？不是覺得好些，就可以停藥了嗎？

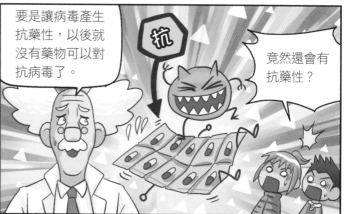
要是讓病毒產生抗藥性，以後就沒有藥物可以對抗病毒了。

抗

竟然還會有抗藥性？

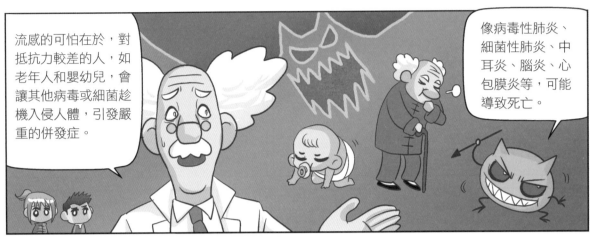

流感的可怕在於，對抵抗力較差的人，如老年人和嬰幼兒，會讓其他病毒或細菌趁機入侵人體，引發嚴重的併發症。

像病毒性肺炎、細菌性肺炎、中耳炎、腦炎、心包膜炎等，可能導致死亡。

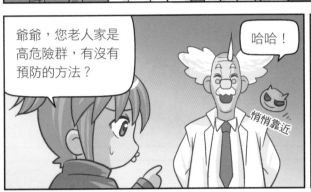

爺爺，您老人家是高危險群，有沒有預防的方法？

哈哈！

悄悄靠近

預防流感最有效的辦法，是接種流感疫苗。

走吧！大家都去打疫苗，一輩子不用怕流感。

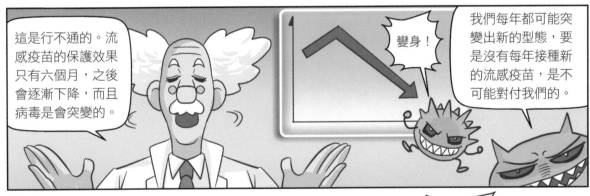

這是行不通的。流感疫苗的保護效果只有六個月，之後會逐漸下降，而且病毒是會突變的。

變身！

我們每年都可能突變出新的型態，要是沒有每年接種新的流感疫苗，是不可能對付我們的。

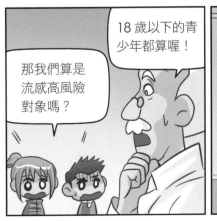

18歲以下的青少年都算喔！

那我們算是流感高風險對象嗎？

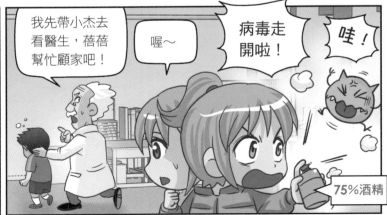

我先帶小杰去看醫生，蓓蓓幫忙顧家吧！

喔～

病毒走開啦！

哇！

75%酒精

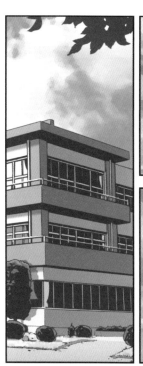

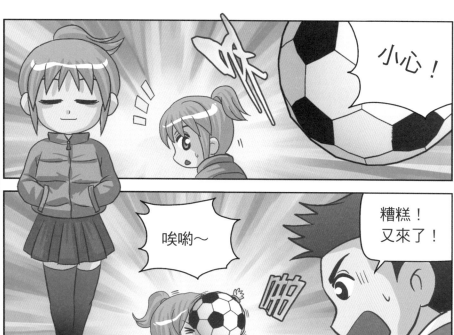

小心！

唉喲～

糟糕！
又來了！

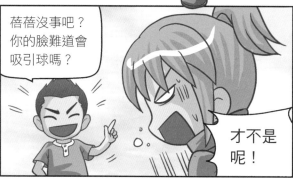

蓓蓓沒事吧？
你的臉難道會
吸引球嗎？

才不是
呢！

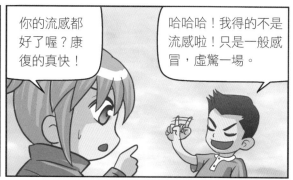

你的流感都
好了喔？康
復的真快！

哈哈哈！我得的不是
流感啦！只是一般感
冒，虛驚一場。

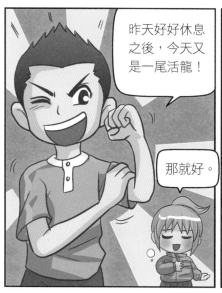

昨天好好休息
之後，今天又
是一尾活龍！

那就好。

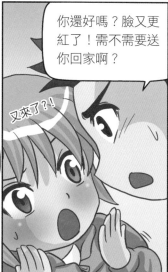

你還好嗎？臉又更
紅了！需不需要送
你回家啊？

又來了？！

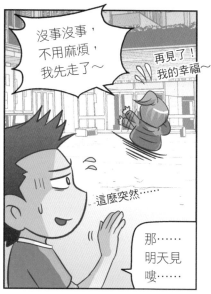

沒事沒事，
不用麻煩，
我先走了～

再見了！
我的幸福～

這麼突然……

那……
明天見
嘍……

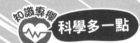
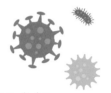

# 可怕的流感病毒

現在我們知道，流行性感冒是流感病毒引起的，但是在 100 多年前，人們一度以為流感是細菌造成的。一直到 1933 年，科學家才從人體中分離出流感病毒，確定這種傳染性呼吸道疾病的元凶。

流感病毒的構造非常簡單，有七或八條核糖核酸（簡稱 RNA），由蛋白質外殼包覆，最外面還有脂質構成的外套膜。流感病毒不只一種類型，目前已知有 A、B、C、D 四型，其中 A 型和 B 型會引起大流行，C 型比較少見，只會造成輕度的呼吸道疾病而且不會引發大流行，D 型則主要感染牛隻。

血球凝集素(H)
蛋白質外殼
外套膜
RNA
神經胺酸酶（N）

一般說到流感病毒，通常指 A 型和 B 型。A 型可感染人類、鳥類、豬、馬等動物，按照病毒外套膜上的兩種蛋白質可分為多個亞型。其中一種蛋白質是「血球凝集素」（簡寫為 H），可讓病毒進入宿主的細胞，有 18 種，為 H1 至 H18；另一種蛋白質是「神經胺酸酶」（簡寫為 N），可幫助複製完成的病毒脫離宿主的細胞，有 11 種，為 N1 至 N11。舉例來說，A（H5N1）就是指具有第 5 型血球凝集素和第 1 型神經胺酸酶的 A 型流感病毒。

B 型流感病毒分成「山形株」及「維多利亞株」兩種亞型。我們打的「四價」流感疫苗，是指含有兩種 A 型、兩種 B 型，總共「四種」疫苗株的疫苗。

流感病毒造成的大流行中，有史以來死亡人數最多的莫過於 1918 至 1919 年的大流行，又稱為「西班牙流感」，當時造成了全世界大約

5000 萬人死亡！引起這次大流行的病毒毒性很強、傳染性非常高，而且主要侵襲年輕人。可是，沒有人知道是哪種病毒造成的——萬一病毒捲土重來，人類要怎麼應戰？要備製哪種疫苗呢？

## 永凍土中找病毒

科學家把找到病毒的希望，寄託在北極地區的「永凍土」，那是長年維持低溫的土層，像冷凍庫一樣。

1951 年，美國愛荷華大學的研究生胡爾汀（Johan Hultin）遠赴阿拉斯加一個小漁村。流感曾於 1918 年秋天襲擊村落，奪走了 72 條人命。倖存的村民將屍體集中葬在一起，埋在永凍土中。由於低溫，這些屍體並未腐化，胡爾汀徵得村民同意後，挖開墳墓，採取屍體的肺部組織。但最後沒有從這些組織中培養出流感病毒。

過了將近半個世紀，1997 年胡爾汀在學術期刊上讀到，分子病理學家陶本伯格（Jeffery K. Taubenberger）從美國陸軍醫學博物館保存的 1918 年流感罹難者肺部組織樣本中，分析出病毒部分的基因序列，但礙於樣本不夠，無法破解病毒所有的基因序列。那時已 72 歲的胡爾汀於是重返阿拉斯加的小漁村，再度挖開墳墓，從埋藏了將近 80 年的屍體上採取肺部組織，讓陶本伯格成功分析出 1918 年流感病毒的完整基因序列！2005 年，科學家更根據這些序列，重建這株病毒，讓它「復活」，以便研究它的獨特之處。

掌握了流感病毒的特性，科學家就能開發抗病毒劑或疫苗，避免災難重演。目前預防流感最有效的方法正是接種疫苗，要配合施打喔！

# 夏日激戰登革熱

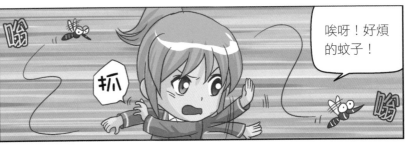

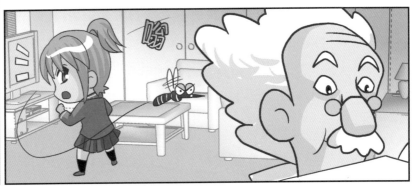

唉呀！好煩的蚊子！

唉唷！！

哼哼～打中了吧！

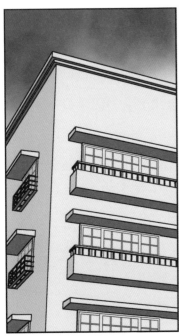

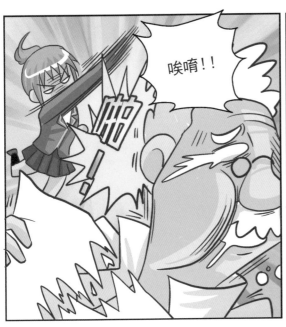

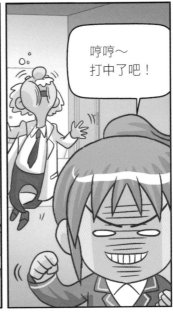

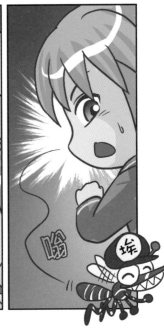

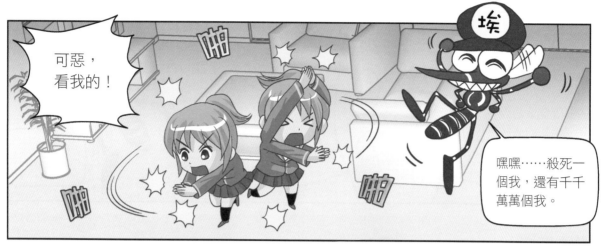

可惡，
看我的！

嘿嘿……殺死一個我，還有千千萬萬個我。

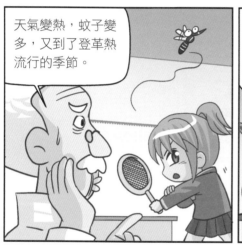

天氣變熱，蚊子變多，又到了登革熱流行的季節。

我知道登革熱是由蚊子傳播的疾病，但是怎麼傳播呢？

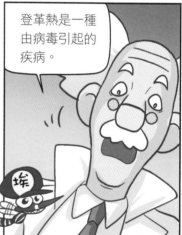

登革熱是一種由病毒引起的疾病。

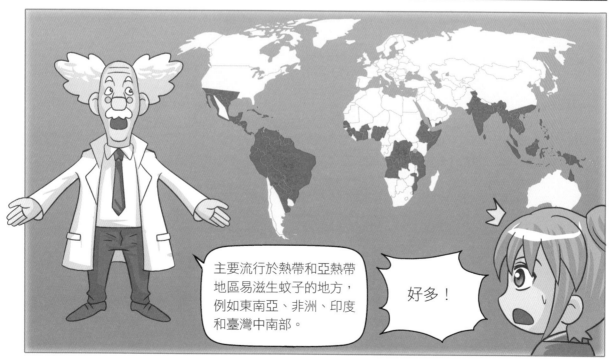

主要流行於熱帶和亞熱帶地區易滋生蚊子的地方，例如東南亞、非洲、印度和臺灣中南部。

好多！

87

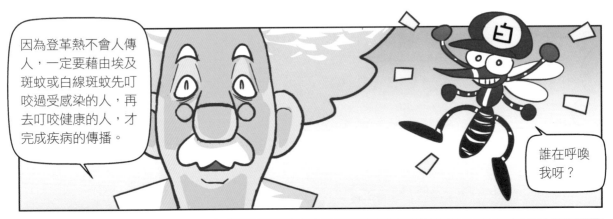

因為登革熱不會人傳人，一定要藉由埃及斑蚊或白線斑蚊先叮咬過受感染的人，再去叮咬健康的人，才完成疾病的傳播。

誰在呼喚我呀？

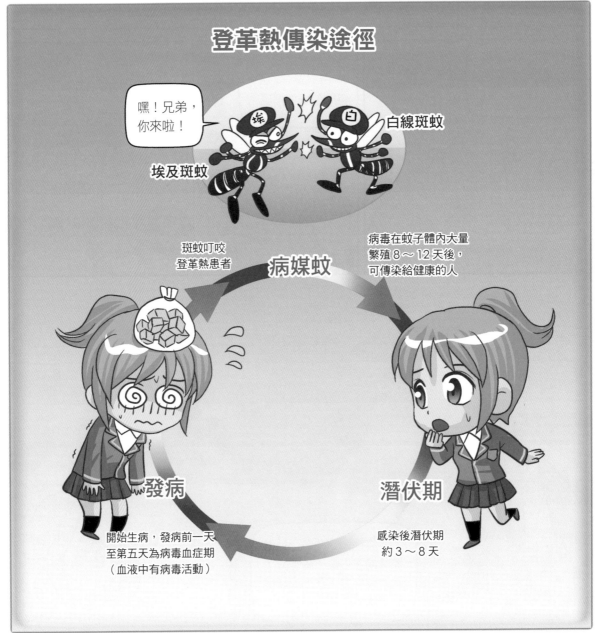

## 登革熱傳染途徑

嘿！兄弟，你來啦！

埃及斑蚊

白線斑蚊

斑蚊叮咬登革熱患者

病媒蚊

病毒在蚊子體內大量繁殖 8～12 天後，可傳染給健康的人

發病

開始生病，發病前一天至第五天為病毒血症期（血液中有病毒活動）

潛伏期

感染後潛伏期約 3～8 天

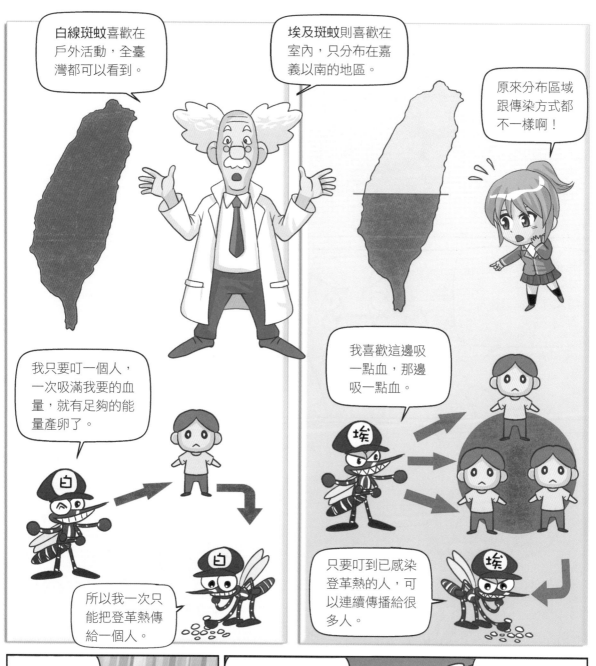

白線斑蚊喜歡在戶外活動,全臺灣都可以看到。

埃及斑蚊則喜歡在室內,只分布在嘉義以南的地區。

原來分布區域跟傳染方式都不一樣啊!

我只要叮一個人,一次吸滿我要的血量,就有足夠的能量產卵了。

我喜歡這邊吸一點血,那邊吸一點血。

所以我一次只能把登革熱傳給一個人。

只要叮到已感染登革熱的人,可以連續傳播給很多人。

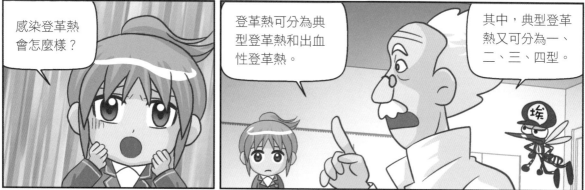

感染登革熱會怎麼樣?

登革熱可分為典型登革熱和出血性登革熱。

其中,典型登革熱又可分為一、二、三、四型。

感染典型登革熱會有發燒、起紅疹、後眼窩痛和肌肉痠痛等症狀。

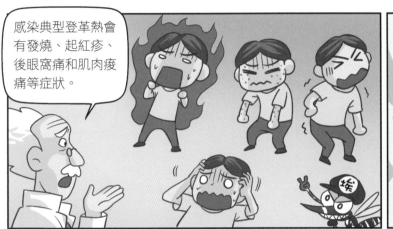

病程約7天，患者多半可痊癒。感染其中一型登革熱，可終身免疫，但無法防禦其他三型。

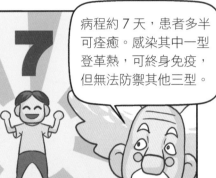

可是如果感染過其中一型登革熱，又感染了另一型登革熱時……

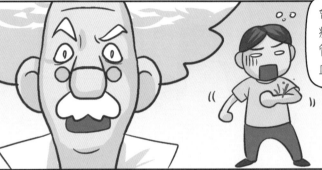

會引發人體劇烈的免疫反應，造成全身血管大量出血，稱為出血性登革熱。

出血性登革熱的症狀，除了發燒、頭痛、肌肉痠痛、嘔吐、全身倦怠，還常伴隨流鼻血、吐血、血尿、血便等。

嗯

天呀！

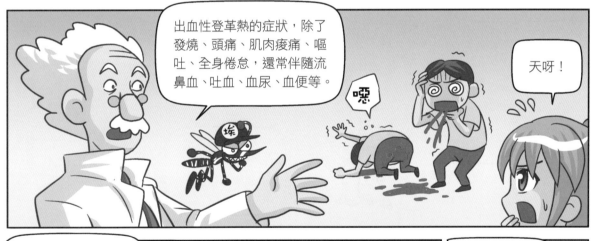

而且通常在即將退燒時發生出血狀況，所以常被家人或醫師疏忽，造成肺衰竭、休克死亡，一定要特別注意。

休克

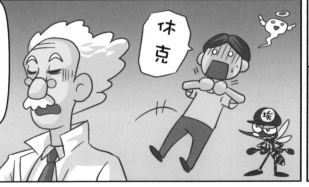

好可怕喔！那有疫苗可以預防或治療嗎？

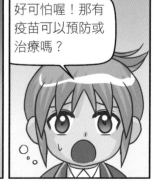

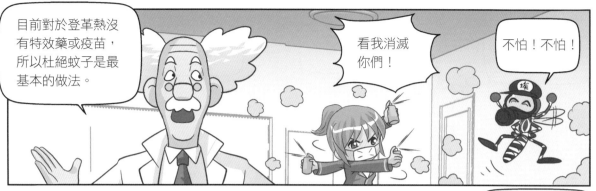

目前對於登革熱沒有特效藥或疫苗，所以杜絕蚊子是最基本的做法。

看我消滅你們！

不怕！不怕！

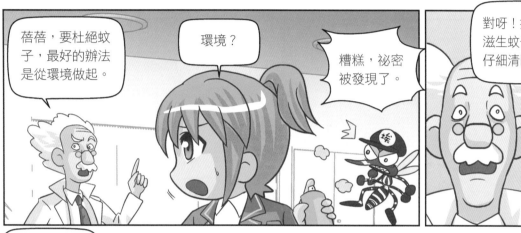

蓓蓓，要杜絕蚊子，最好的辦法是從環境做起。

環境？

糟糕，祕密被發現了。

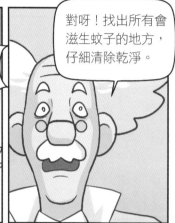

對呀！找出所有會滋生蚊子的地方，仔細清除乾淨。

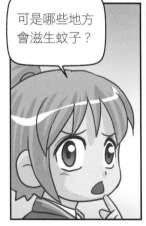

可是哪些地方會滋生蚊子？

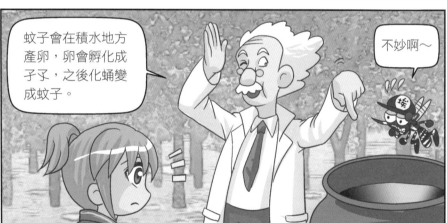

蚊子會在積水地方產卵，卵會孵化成孑孓，之後化蛹變成蚊子。

不妙啊～

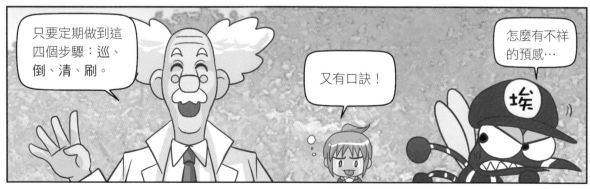

只要定期做到這四個步驟：巡、倒、清、刷。

又有口訣！

怎麼有不祥的預感…

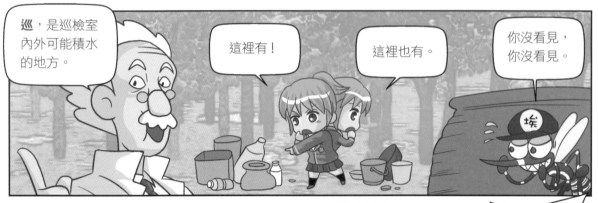

巡，是巡檢室內外可能積水的地方。

這裡有！

這裡也有。

你沒看見，你沒看見。

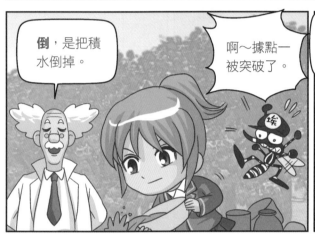

倒，是把積水倒掉。

啊～據點一被突破了。

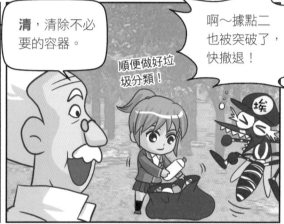

清，清除不必要的容器。

順便做好垃圾分類！

啊～據點二也被突破了，快撤退！

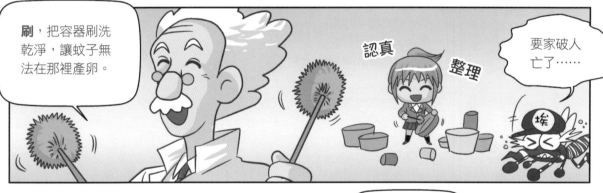

刷，把容器刷洗乾淨，讓蚊子無法在那裡產卵。

認真

整理

要家破人亡了⋯⋯

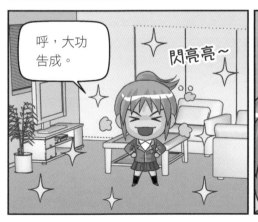

呼，大功告成。

閃亮亮～

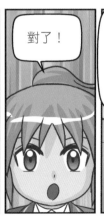

對了！

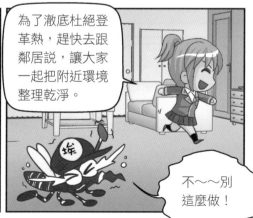

為了澈底杜絕登革熱，趕快去跟鄰居說，讓大家一起把附近環境整理乾淨。

不～～別這麼做！

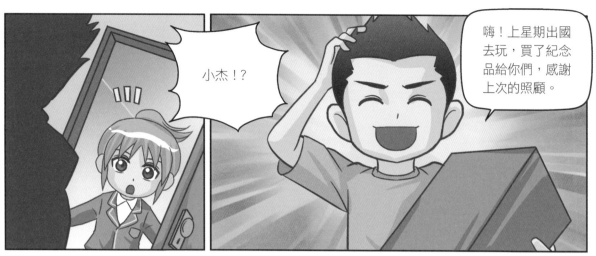

小杰！？

嗨！上星期出國去玩，買了紀念品給你們，感謝上次的照顧。

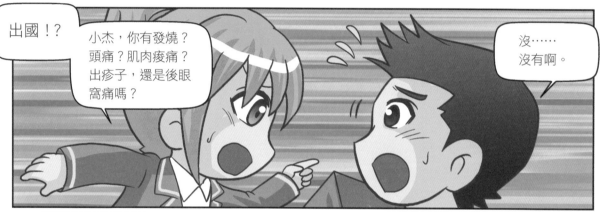

出國！？

小杰，你有發燒？頭痛？肌肉痠痛？出疹子，還是後眼窩痛嗎？

沒……沒有啊。

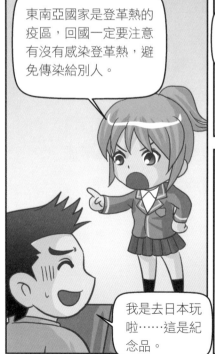

東南亞國家是登革熱的疫區，回國一定要注意有沒有感染登革熱，避免傳染給別人。

我是去日本玩啦……這是紀念品。

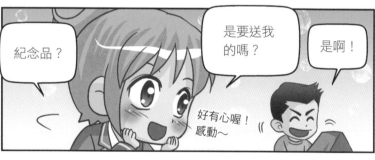

紀念品？

是要送我的嗎？

是啊！

好有心喔！感動～

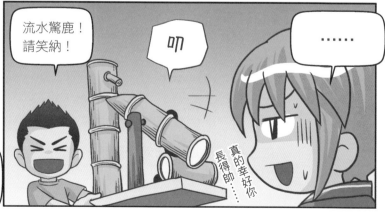

流水驚鹿！請笑納！

叩

……

真的長得帥……好幸你

# 蚊子博士──連日清

　　蚊子是人類可怕的敵人，因為牠們會傳播許多疾病，像是登革熱、瘧疾、日本腦炎、黃熱病、屈公病、茲卡病毒感染症等。臺灣有一位對蚊子瞭若指掌的「蚊子博士」，一輩子都在研究蚊子和昆蟲，更積極參與防治瘧疾、日本腦炎、登革熱等蚊子帶來的疾病。這位「連蚊子在想什麼都知道」的專家，就是連日清博士。

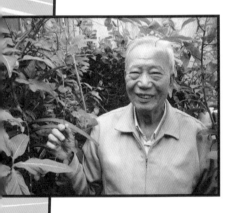

　　1927 年，連日清出生於臺北大稻埕，當時是日治時代。15 歲時，他為了幫家裡分擔家計，雖然學業成績優秀，卻沒有繼續升學，而是到「臺北帝國大學熱帶醫學研究所」（現今的臺灣大學公共衛生學院），擔任昆蟲研究室主任大森南三郎的英文打字助理。連日清沒有學過英文，他利用空閒時間努力自學，兩個星期就把 26 個英文字母背得滾瓜爛熟，然後開始練習英文打字。他還在大森南三郎的鼓勵下，下班後去讀夜校。

　　1942 年，連日清才進入熱帶醫學研究所不久，臺灣爆發登革熱大流行，他跟著大森南三郎到南部疫區調查，卻被蚊子叮咬而感染了登革熱，一連好幾天發高燒、全身肌肉僵硬疼痛、頭痛欲裂、吃不下東西也睡不著，痛苦不已。這次經驗讓他體會到，如果沒有好好研究昆蟲傳播的疾病，會有許多人跟他一樣受苦，甚至喪失寶貴的性命。

## 根除瘧疾

　　在大森南三郎的賞識與提攜之下，好學又認真的連日清從打字員變成了研究人員，參與研究傳播瘧疾的蚊子──瘧蚊。連日清於 1955 年

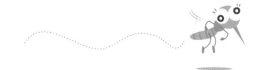

進入「臺灣省瘧疾研究所」，參與防治工作，挨家挨戶噴藥滅蚊，為瘧疾病患送藥並督促服藥。臺灣因此能在 1965 年，獲得世界衛生組織認證，成為全世界第一個根除瘧疾的國家。

之後，連日清獲邀到臺北的「美國海軍第二醫學研究所」工作，這是當時世界頂尖的研究機構，期間參與了東南亞瘧疾調查，也進行日本腦炎和登革熱的研究。中美斷交之後，連日清回到由瘧疾研究所改制而成的「臺灣省傳染病研究所」，從事登革熱研究及防治工作。

1987 至 1988 年，屏東和高雄地區爆發登革熱。連日清前往屏東探查疫情，利用捕蟲網捕捉蚊子，從捕獲的埃及斑蚊體內分離出登革熱第一型病毒，首次證實埃及斑蚊是臺灣南部傳播登革熱的元凶。1995 年，臺北中和地區爆發登革熱，在連日清的指導下，從白線斑蚊體內分離出登革熱病毒，證實白線斑蚊在臺灣也會傳播登革熱。

2003 年起，古稀之年的連日清多次前往非洲聖多美普林西比民主共和國，以數十年的專業技術和經驗，協助當地對抗瘧疾。在連日清的帶領及瘧疾防治顧問團的協助下，原本 50% 的瘧疾發生率，下降到 4%，成功將臺灣的公衛疾病防治經驗帶向國際，與世界分享。

## 不只愛蚊子

連日清除了對蚊子的種類、分布和習性如數家珍之外，也對蜻蜓有深入的研究，因為蜻蜓的稚蟲和成蟲都會捕食蚊子，與蚊子關係很密切。臺灣有一種蜻蜓叫做「日清晏蜓」（如圖），就是為了紀念他。

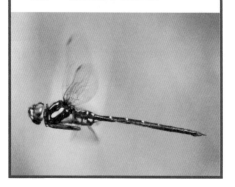

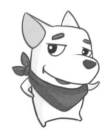 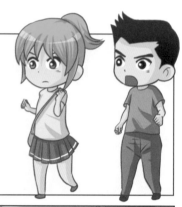

# 狗狗的隱形殺手

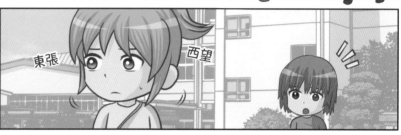

東張　西望

東張　西望

咦？好巧喔，蓓蓓你也來這裡逛啊？

驚！

對啊。

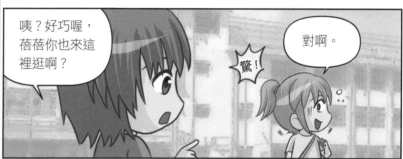

為什麼感覺你在等人？難道你跟誰要去約會嗎？

哪有啦！呵呵～

蓓蓓！

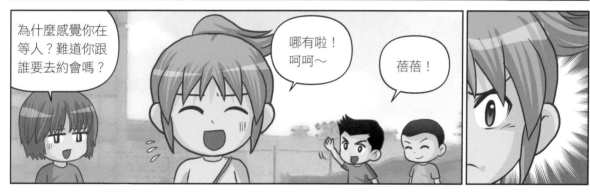

不是說好只有我們要去抓小精靈嗎？

為什麼這個傢伙也跟來？

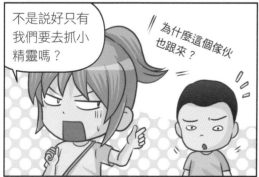

因為抓小精靈遊戲愈多人愈好玩啊！

就是說啊！

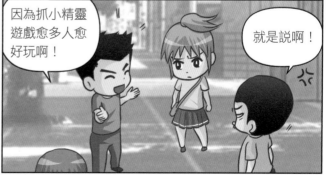

你們説的難道是最近上市的那款擴增實境抓小精靈遊戲 YS GO 嗎？

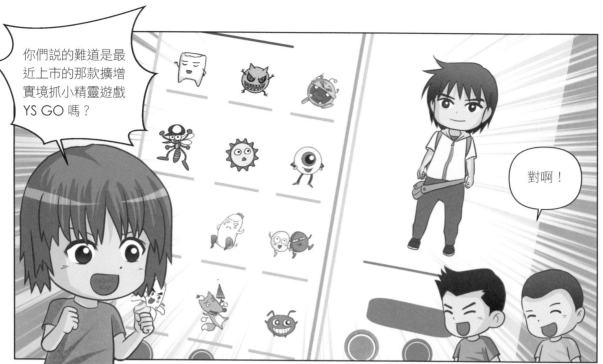

對啊！

你們要去哪裡抓？我也要玩！

你看，我已經抓到六隻了

我的約會……

北頭公園

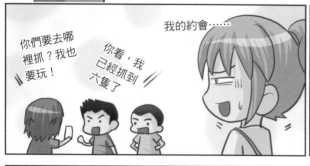

喔喔喔喔，這裡有好多人在玩欸。

馬上來看看這附近有什麼區域限定的小精靈！

咦？這裡怎麼有隻狗？

小杰，那邊比較沒有人欸，我們要不要去那抓抓看？

好啊！

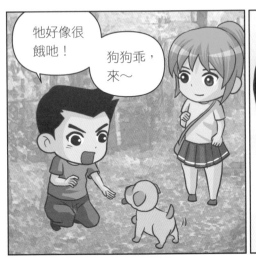

牠好像很餓吧！

狗狗乖，來～

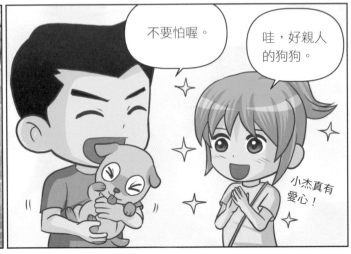

不要怕喔。

哇，好親人的狗狗。

小杰真有愛心！

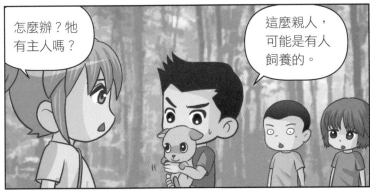

怎麼辦？牠有主人嗎？

這麼親人，可能是有人飼養的。

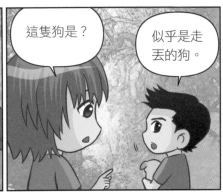

這隻狗是？

似乎是走丟的狗。

走丟的？那放回原地就行啦！

怎麼說？

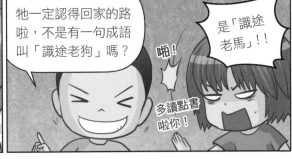

牠一定認得回家的路啦，不是有一句成語叫「識途老狗」嗎？

啪！

多讀點書啦你！

是「識途老馬」！！

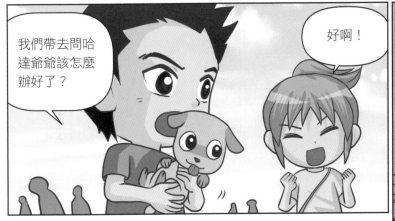

我們帶去問哈達爺爺該怎麼辦好了？

好啊！

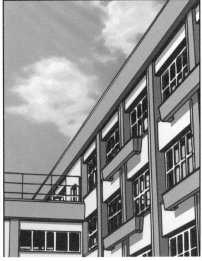

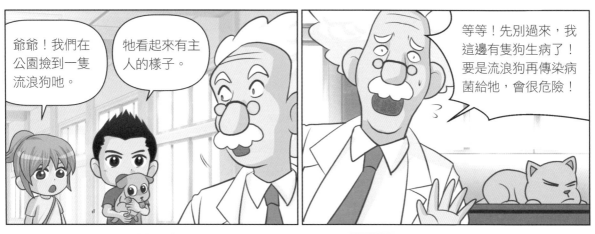

爺爺！我們在公園撿到一隻流浪狗吧。

牠看起來有主人的樣子。

等等！先別過來，我這邊有隻狗生病了！要是流浪狗再傳染病菌給牠，會很危險！

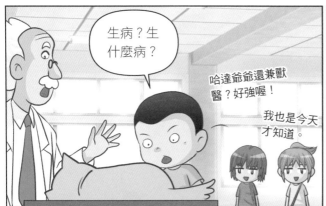

生病？生什麼病？

哈達爺爺還兼獸醫？好強喔！

我也是今天才知道。

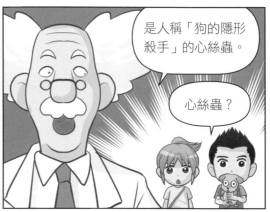

是人稱「狗的隱形殺手」的心絲蟲。

心絲蟲？

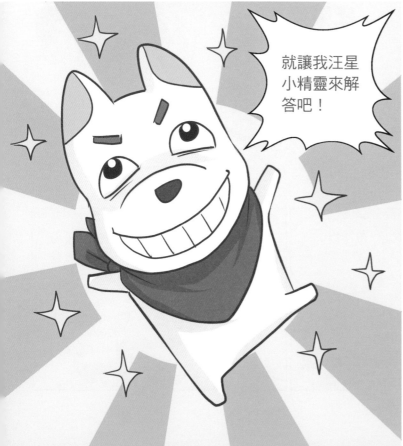

就讓我汪星小精靈來解答吧！

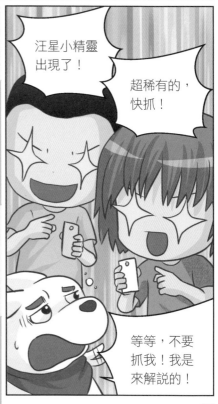

汪星小精靈出現了！

超稀有的，快抓！

等等，不要抓我！我是來解說的！

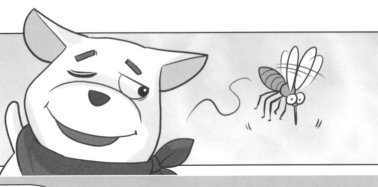

心絲蟲是一種經由蚊子傳播的寄生蟲，因為臺灣環境又溼又熱，蚊子猖獗，使得臺灣成為心絲蟲高度流行的區域。

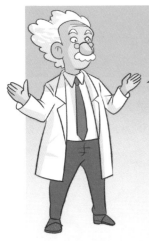

養在戶外的寵物狗或是流浪狗，罹患心絲蟲的機率可是高達 45％喔！

蚊子在叮咬已經感染犬心絲蟲的狗時，同時吸入了未成熟的仔蟲，稱為微絲蟲。

經過 2～3 週後，在蚊子體內的微絲蟲會發育成具有感染能力的第三期仔蟲。

這麼容易傳染？

新生成的微絲蟲會等待蚊子大駕光臨，趁機感染下一位受害者，不斷輪迴。

## 心絲蟲感染途徑

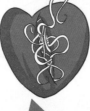

一旦心絲蟲進入了犬貓體內，將會飛快成長，並且經血液循環漸漸移到肺臟，甚至跑到心臟寄生與繁殖。

此時蚊子再叮咬另一隻健康的狗，順勢傳染。

心絲蟲的成蟲長 15～18 公分，有的甚至有 30 公分，很大隻吧？

矮額～

好恐怖！心絲蟲會傳染給人嗎？

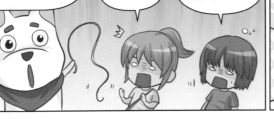

心絲蟲主要的宿主是狗，感染人的機率非常低。

通常是免疫力不佳的人才會被感染。

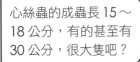

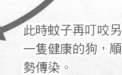

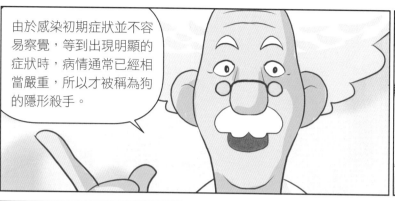

由於感染初期症狀並不容易察覺，等到出現明顯的症狀時，病情通常已經相當嚴重，所以才被稱為狗的隱形殺手。

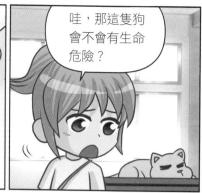

哇，那這隻狗會不會有生命危險？

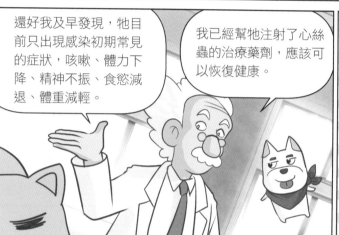

還好我及早發現，牠目前只出現感染初期常見的症狀，咳嗽、體力下降、精神不振、食慾減退、體重減輕。

我已經幫牠注射了心絲蟲的治療藥劑，應該可以恢復健康。

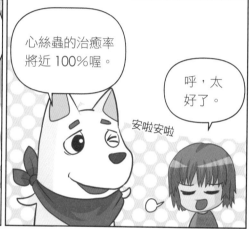

心絲蟲的治癒率將近 100% 喔。

安啦安啦

呼，太好了。

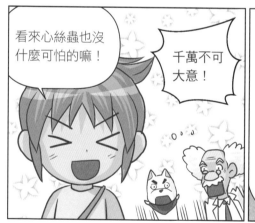

看來心絲蟲也沒什麼可怕的嘛！

千萬不可大意！

如果不及早治療，讓病情惡化的話，狗狗可能會有心悸、易喘、呼吸有雜音、呼吸困難、體溫升高、皮膚化膿等情況。

若已經嚴重感染，還可能出現貧血、逐漸消瘦、腹部因腹水而脹大、咳血、心肺功能衰竭、短期休克，甚至死亡。

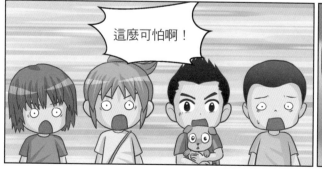

這麼可怕啊！

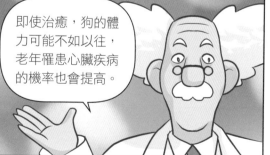

即使治癒，狗的體力可能不如以往，老年罹患心臟疾病的機率也會提高。

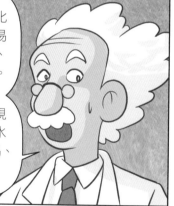

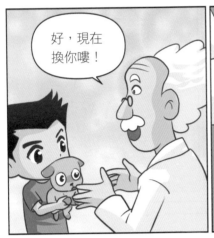

好，現在換你嚕！

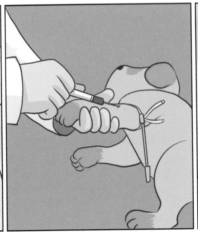

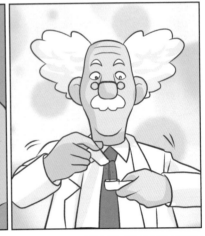

這隻狗沒什麼問題，蠻健康的！

真是太好了！

那我幫牠點個藥吧！

牠不是很健康嗎？為什麼還要點藥呢？

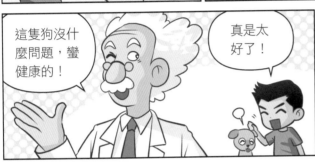

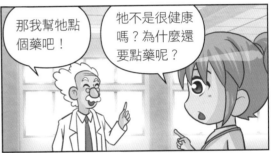

這是預防心絲蟲的藥～

每個月都要滴喔！

牠在戶外已經待很久了，是不是應該多滴一點啊？

藥劑的量是看動物的體重而定，太多太少都不行。

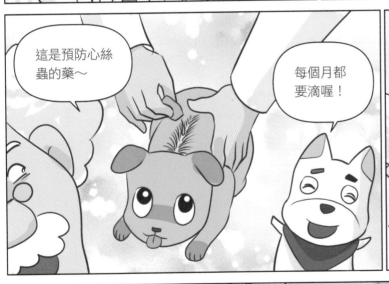

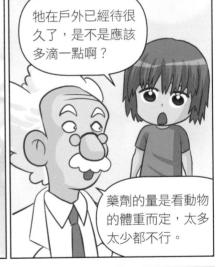

市面上有多款心絲蟲藥物，除了預防心絲蟲之外，有些還具殺害其他寄生蟲的多重功效。

多合一真方便。

你也要試試看嗎？

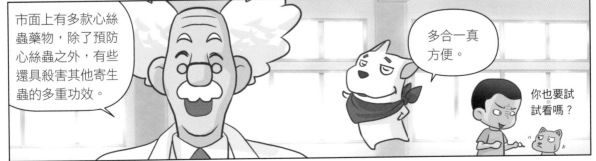

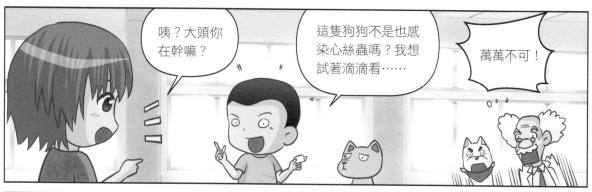

咦？大頭你在幹嘛？

這隻狗狗不是也感染心絲蟲嗎？我想試著滴滴看……

萬萬不可！

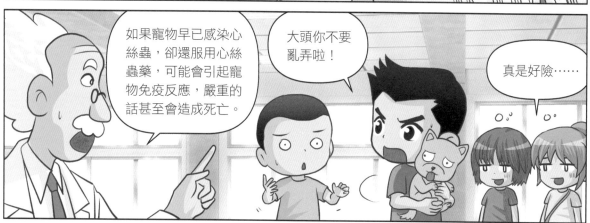

如果寵物早已感染心絲蟲，卻還服用心絲蟲藥，可能會引起寵物免疫反應，嚴重的話甚至會造成死亡。

大頭你不要亂弄啦！

真是好險……

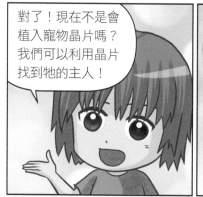

對了！現在不是會植入寵物晶片嗎？我們可以利用晶片找到牠的主人！

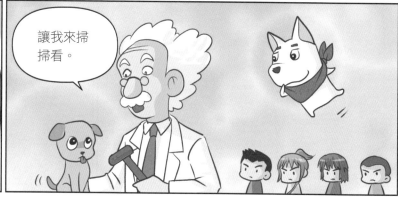

讓我來掃掃看。

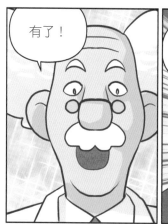

有了！

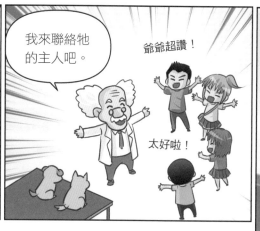

我來聯絡牠的主人吧。

爺爺超讚！

太好啦！

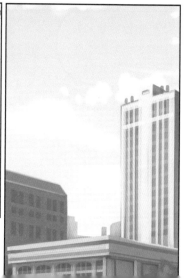

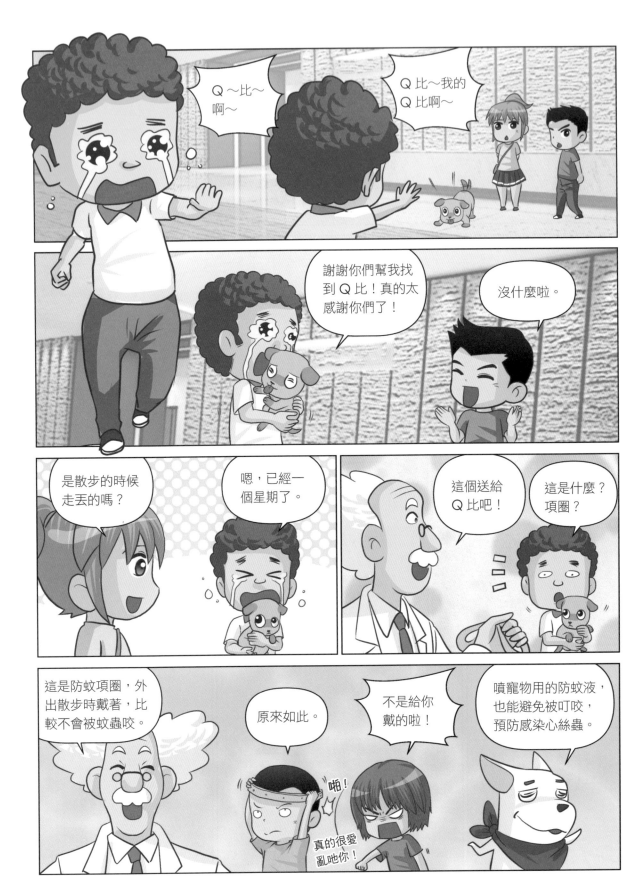

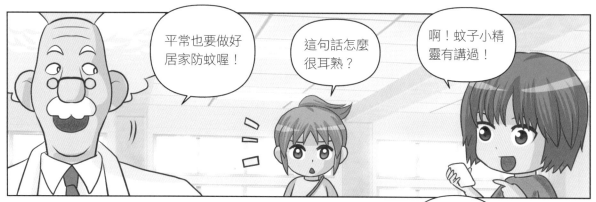

平常也要做好居家防蚊喔！

這句話怎麼很耳熟？

啊！蚊子小精靈有講過！

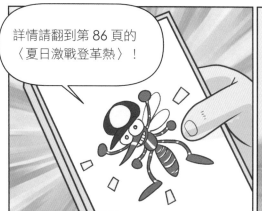

詳情請翻到第 86 頁的〈夏日激戰登革熱〉！

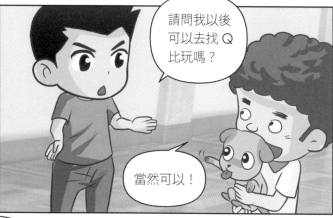

請問我以後可以去找 Q 比玩嗎？

當然可以！

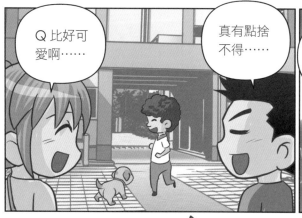

Q 比好可愛啊……

真有點捨不得……

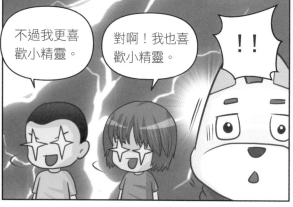

不過我更喜歡小精靈。

對啊！我也喜歡小精靈。

！！

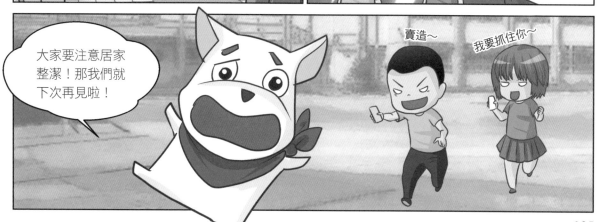

大家要注意居家整潔！那我們就下次再見啦！

賣造～

我要抓住你～

105

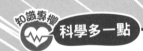

# 臺灣寄生蟲醫學之父——謝獻臣

　　心絲蟲是一種線狀的寄生蟲，會寄生在蚊子體內，藉由蚊子叮咬進入狗的血液循環系統，而寄生在狗的肺動脈和心臟中，導致狗呼吸困難、貧血，甚至死亡。寄生蟲也會寄生在人類身上，引發嚴重的疾病，像瘧疾就是瘧原蟲經由瘧蚊傳播，寄生在人體的紅血球而引起的，會讓患者忽冷忽熱，嚴重的話還會導致死亡；鉤蟲則寄生在人的腸道，從腸道吸收養分和血液，造成患者腹瀉、營養不良、貧血等。

　　要防治寄生蟲疾病，必須掌握寄生蟲的生活史，包括寄生蟲生長、發育和繁殖的過程，以及傳播媒介和感染途徑。臺灣有一位聞名世界的寄生蟲專家，為了知道鉤蟲能在人體裡活多久，居然用自己的身體做實驗：他把十多條鉤蟲的幼蟲放在手背上，讓幼蟲從皮膚鑽入體內，沿著血流進入心臟、肺臟，再從支氣管、氣管移到咽喉，隨著吞嚥進入消化道，寄生在小腸裡，最後發現鉤蟲在人體裡可存活長達五年！這位熱中寄生蟲研究的人，就是臺灣寄生蟲醫學之父——謝獻臣。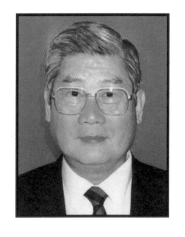

　　1924 年，謝獻臣出生於彰化縣花壇鄉，當時臺灣是日治時期。1948 年，24 歲的謝獻臣畢業於臺灣大學醫學院。父親希望他回鄉當醫生，濟世救人、光宗耀祖，但他別有主見，於是不顧父親反對，回到母校擔任寄生蟲學的助教。他之所以對寄生蟲感興趣，主要是大學時期受到日籍寄生蟲學教授森下薰的影響。「臺灣的寄生蟲病種類很多，而且十分盛行，卻沒有人好好研究，真是可惜。」森下薰的感嘆，堅定了謝獻臣投入寄生蟲研究的決心。

## 滅蚊一樣能救人

1950 年，謝獻臣辭掉臺大寄生蟲科助教的工作，前往屏東潮州的「瘧疾研究所」擔任研究員，參與防治瘧疾的工作。他秉持「學醫不一定要開業，滅蚊一樣能救人」的信念，到各地訪查瘧疾病患、給藥治療。為了研究瘧蚊，他在研究室設置紗籠，養了許多瘧蚊，有時還捲起袖子，伸出手臂供蚊子吸血，讓蚊子盡快發育以便進行實驗。臺灣於 1965 年根除瘧疾，謝獻臣功不可沒。

1957 年，謝獻臣離開瘧疾研究所，到高雄醫學院（現今的高雄醫學大學）寄生蟲學科任教。他調查並研究鉤蟲、肝吸蟲、薑片蟲、蛔蟲、痢疾阿米巴原蟲、血吸蟲及條蟲等寄生蟲，協助政府推展寄生蟲防治計畫，大幅降低了臺灣各地寄生蟲的盛行率。

之後，謝獻臣獲聘為世界衛生組織的醫學顧問，前往非洲研究並調查鉤蟲病，並成為世界衛生組織的寄生蟲防治顧問，經常到非洲及世界各地防治寄生蟲疾病。謝獻臣除了在寄生蟲的研究與防治工作非常出色之外，更擔任高雄醫學院院長長達 18 年，將原本只有醫學、藥學、牙醫及護理四個系的小醫學院改造成擁有 12 個系、六個碩士班、三個博士班的一流學府，為臺灣培養許多優秀的醫學人才。

對公共衛生與醫學教育有莫大貢獻的謝獻臣於 2000 年因中風過世，享年 77 歲。

### 有味道的學問

鉤蟲、蛔蟲等腸道寄生蟲的蟲卵會隨糞便排出，檢查糞便可診斷是否受感染。謝獻臣終日與糞便檢體為伍，卻一點也不為意，還時常鼓勵學生：「糞便氣味雖然難聞，但裡面的學問很奧妙。」

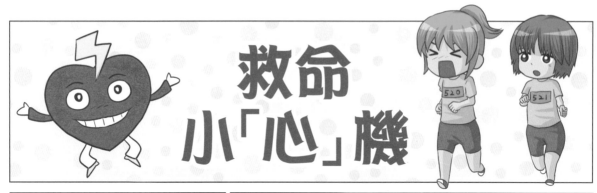

救命
小「心」機

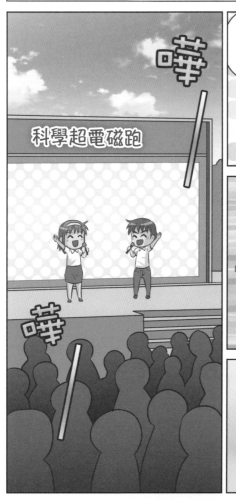

科學超電磁跑

嘩

嘩

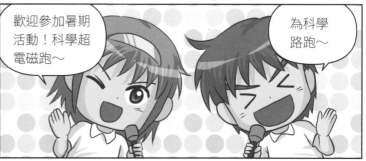

歡迎參加暑期活動！科學超電磁跑～

為科學路跑～

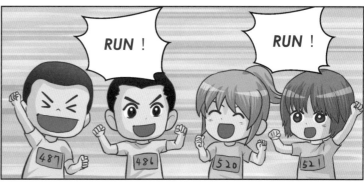

RUN！

RUN！

「科學超電磁跑」是為了紀念法拉第在電磁學發展的貢獻……

有完沒完啊？

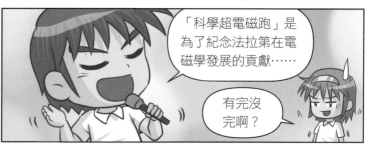

那麼，大家都準備好了嗎？要開始嘍！

預備～

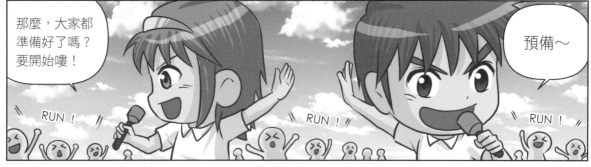

RUN！

RUN！

RUN！

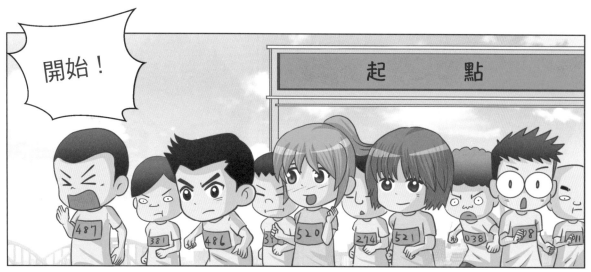

開始！

起　　點

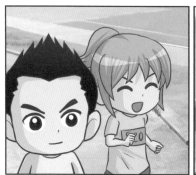

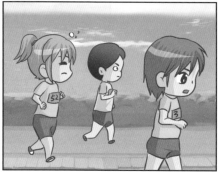

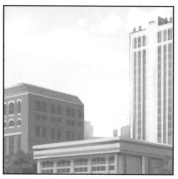

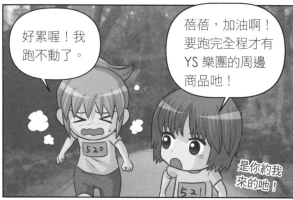

好累喔！我跑不動了。

蓓蓓，加油啊！要跑完全程才有 YS 樂團的周邊商品吔！

是你約我來的吔！

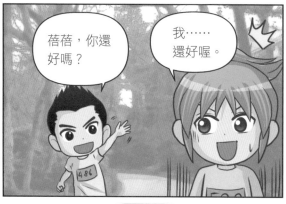

蓓蓓，你還好嗎？

我……還好喔。

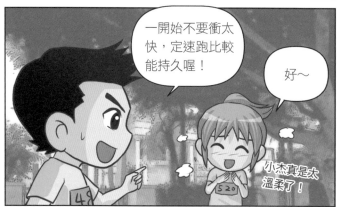

一開始不要衝太快，定速跑比較能持久喔！

好～

小杰真是太溫柔了！

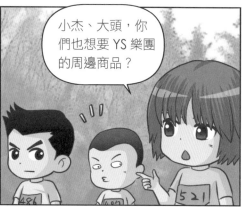

小杰、大頭，你們也想要 YS 樂團的周邊商品？

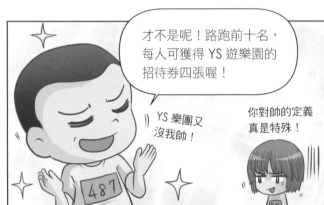

才不是呢！路跑前十名，每人可獲得 YS 遊樂園的招待券四張喔！

YS 樂團又沒我帥！

你對帥的定義真是特殊！

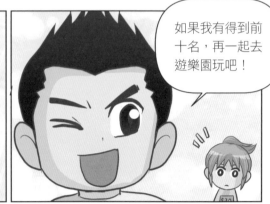

如果我有得到前十名，再一起去遊樂園玩吧！

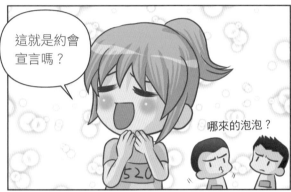

這就是約會宣言嗎？

哪來的泡泡？

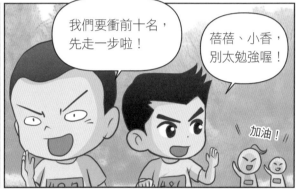

我們要衝前十名，先走一步啦！

蓓蓓、小香，別太勉強喔！

加油！

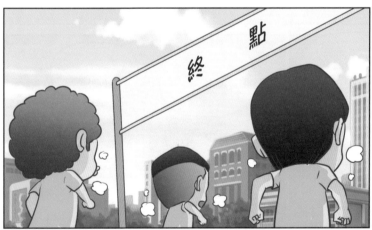

終 點

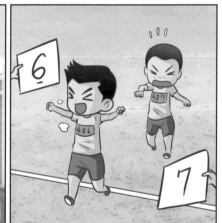

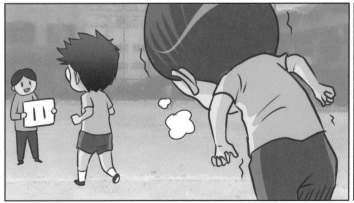

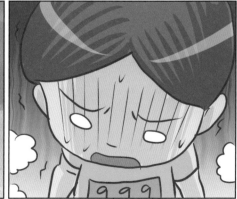

110

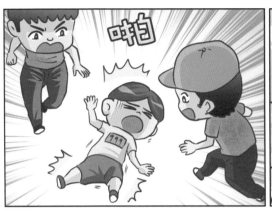

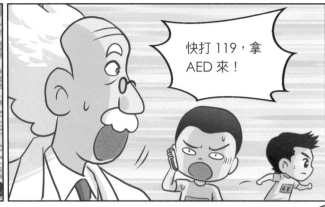
快打 119，拿 AED 來！

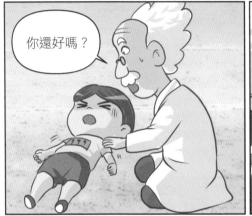
你還好嗎？

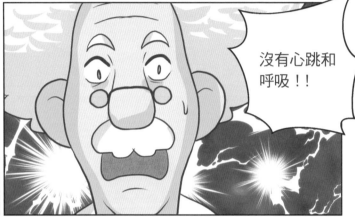
沒有心跳和呼吸！！

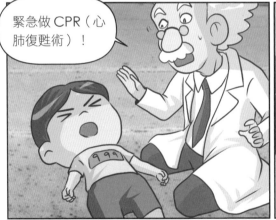
緊急做 CPR（心肺復甦術）！

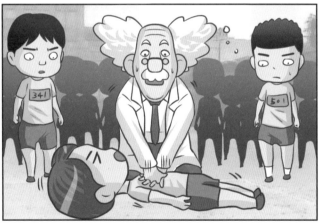

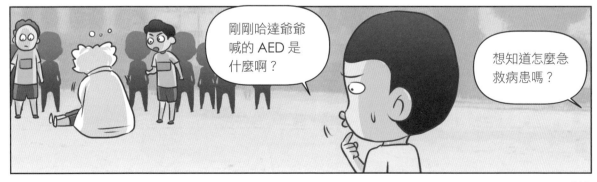
剛剛哈達爺爺喊的 AED 是什麼啊？

想知道怎麼急救病患嗎？

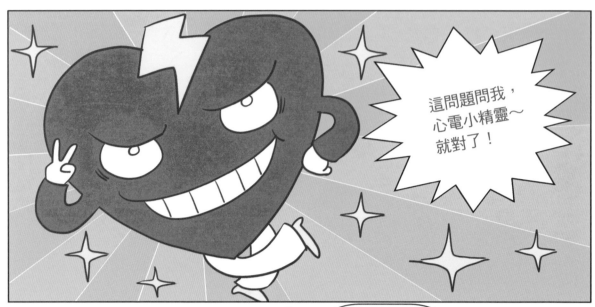

這問題問我，心電小精靈～就對了！

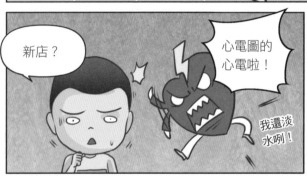

新店？

心電圖的心電啦！

我還淡水咧！

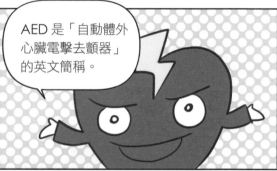

AED 是「自動體外心臟電擊去顫器」的英文簡稱。

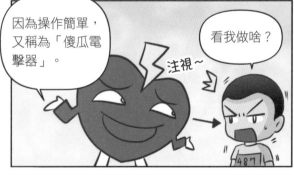

因為操作簡單，又稱為「傻瓜電擊器」。

看我做啥？

注視～

487

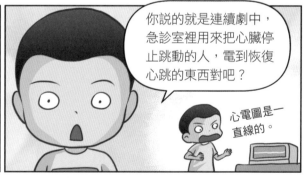

你説的就是連續劇中，急診室裡用來把心臟停止跳動的人，電到恢復心跳的東西對吧？

心電圖是一直線的。

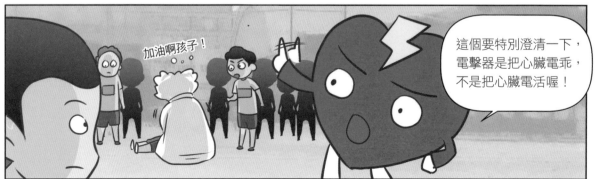

加油啊孩子！

這個要特別澄清一下，電擊器是把心臟電乖，不是把心臟電活喔！

這是正常的心電圖，有規律的形狀和週期，能有效的把心臟裡的血液推動到全身。

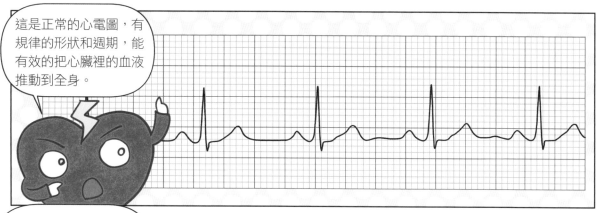

這是心室顫動的心律圖。心臟肌肉不規律的收縮，使得心臟內的血液無法有效的送出。

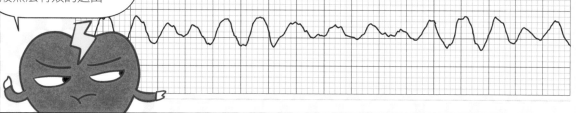

這時候可以使用電擊器，把心臟電乖，讓它回復正常的規律。

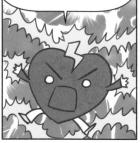

如果心電圖呈現一直線，表示心臟肌肉已經完全不會收縮了，即使用電擊器，也無法讓心臟恢復跳動。

一直線就沒得救了！

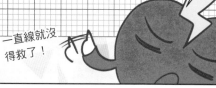

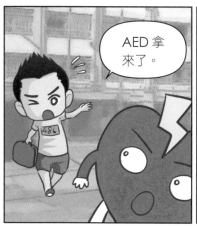

AED 拿來了。

AED 的使用方法很簡單，先打開電源。

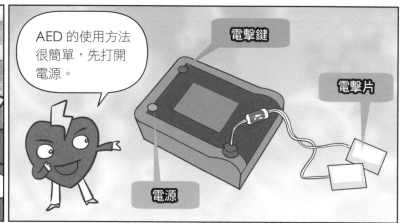

電擊鍵

電擊片

電源

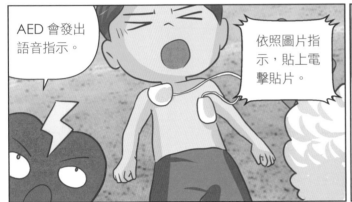

AED 會發出語音指示。

依照圖片指示，貼上電擊貼片。

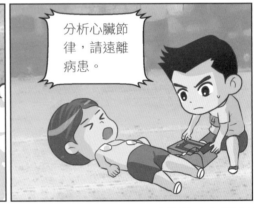

分析心臟節律，請遠離病患。

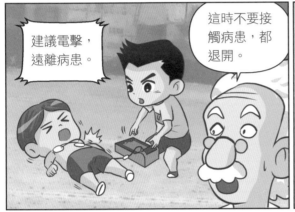

建議電擊，遠離病患。

這時不要接觸病患，都退開。

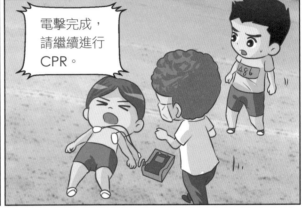

電擊完成，請繼續進行 CPR。

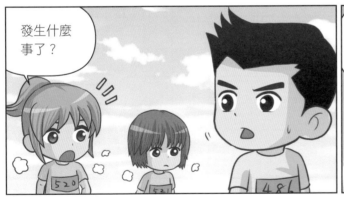

發生什麼事了？

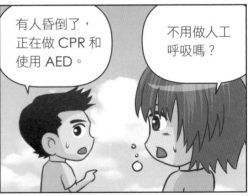

有人昏倒了，正在做 CPR 和使用 AED。

不用做人工呼吸嗎？

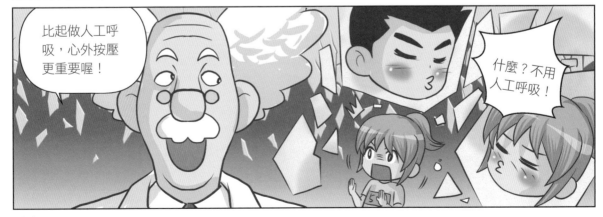

比起做人工呼吸，心外按壓更重要喔！

什麼？不用人工呼吸！

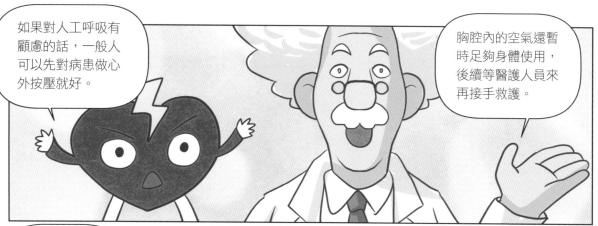

如果對人工呼吸有顧慮的話，一般人可以先對病患做心外按壓就好。

胸腔內的空氣還暫時足夠身體使用，後續等醫護人員來再接手救護。

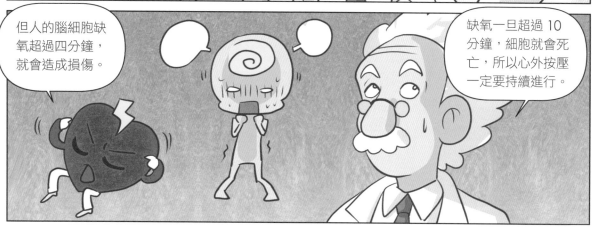

但人的腦細胞缺氧超過四分鐘，就會造成損傷。

缺氧一旦超過 10 分鐘，細胞就會死亡，所以心外按壓一定要持續進行。

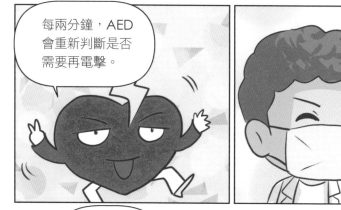

每兩分鐘，AED 會重新判斷是否需要再電擊。

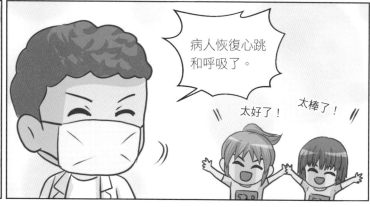

病人恢復心跳和呼吸了。

太好了！

太棒了！

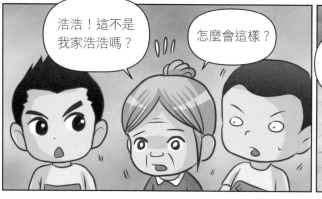

浩浩！這不是我家浩浩嗎？

怎麼會這樣？

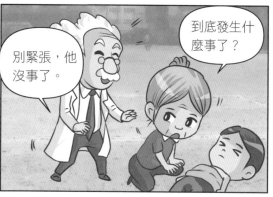

別緊張，他沒事了。

到底發生什麼事了？

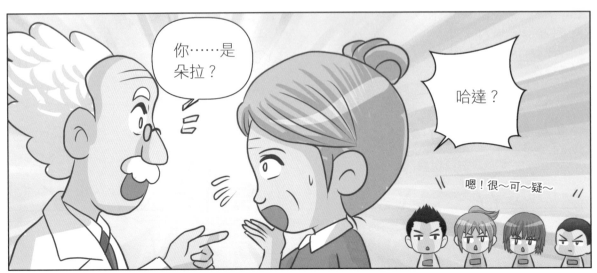

你……是
朵拉？

哈達？

嗯！很～可～疑～

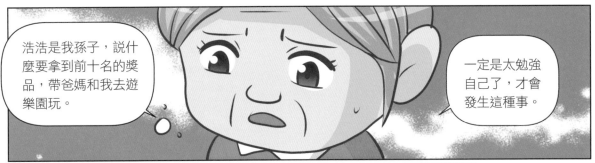

浩浩是我孫子，說什麼要拿到前十名的獎品，帶爸媽和我去遊樂園玩。

一定是太勉強自己了，才會發生這種事。

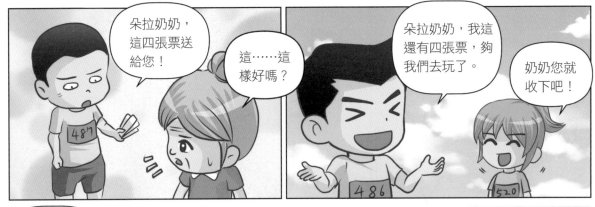

朵拉奶奶，這四張票送給您！

這……這樣好嗎？

朵拉奶奶，我這還有四張票，夠我們去玩了。

奶奶您就收下吧！

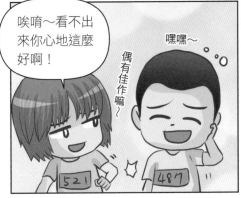

唉唷～看不出來你心地這麼好啊！

嘿嘿～

偶有佳作嘛～

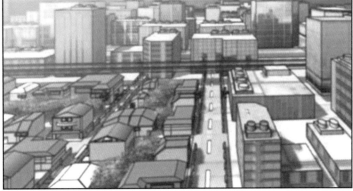

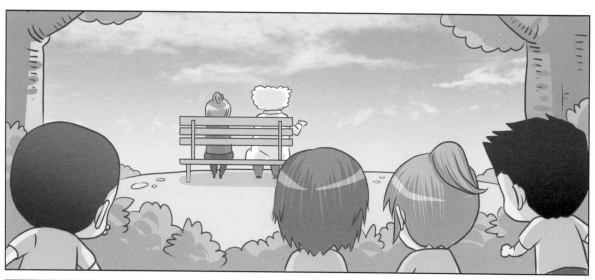

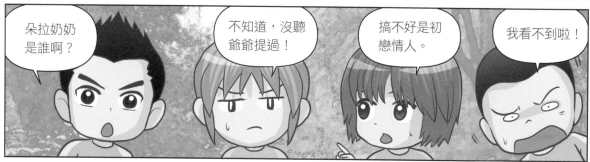

朵拉奶奶是誰啊？

不知道，沒聽爺爺提過！

搞不好是初戀情人。

我看不到啦！

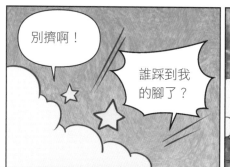

別擠啊！

誰踩到我的腳了？

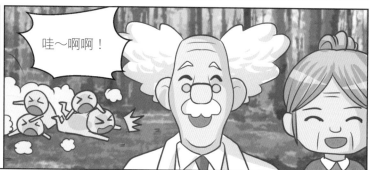

哇～啊啊！

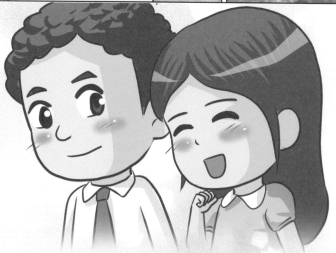

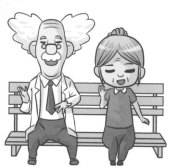

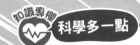
## 電擊心臟,搶救生命!

現在,圖書館、電影院、車站、森林遊樂區、溫泉區等公共場所都有設置「傻瓜電擊器」,也就是簡稱 AED 的「自動體外心臟電擊去顫器」:紅色外箱上有一個心型和閃電標記,是能電擊心臟,讓心臟恢復正常跳動的急救設備。

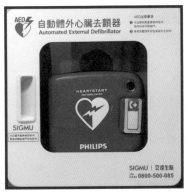

▲設置在桃園機場捷運車廂門邊的自動體外心臟電擊去顫器。

它的中文名稱雖然很長,但不難理解。心臟亂跳而無法有效收縮的現象稱為「顫動」,消除心臟亂跳的狀態就是「去顫」,再加上這種儀器能「自動」分析心臟的跳動,從身體胸部表面給予電擊,所以叫做「自動體外心臟電擊去顫器」。AED 的發展從體內到體外、從醫院內到醫院外、從手動到自動,是許多科學家努力的成果。

1899 年,瑞士日內瓦大學的兩位生理學家用動物進行實驗,他們發現電擊會讓狗產生心室顫動,但較強電流的電擊可以去顫。之後,世界各地的科學家驗證這項發現,並進一步研究如何應用電擊讓心臟恢復正常跳動。

### 電擊人體

美國外科醫師貝克(Claude Beck)擅長心臟外科手術,他也做了很多電擊去顫的實驗。1947 年,貝克幫一位 14 歲男孩進行胸腔手術時,男孩發生心室顫動,貝克直接用手按摩他的心臟 45 分鐘,卻不見起色;最後放手一搏,用友人製作的去顫器直接電擊心臟,電擊兩次

後，男孩的心臟恢復跳動，成為歷史上第一個人體體內電擊去顫的成功案例。首次體外電擊去顫則是在 1956 年，由美國心臟科醫師佐爾（Paul Zall）完成。

　　但是大部分心臟病發作患者，通常在一小時內死於心室顫動，若非人在醫院，根本來不及用去顫器電擊心臟。北愛爾蘭的心臟科醫師潘特里奇（James Francis Pantridge）因此認為，應該讓去顫器「隨手可得」，才能及時為病患施行心臟電擊，拯救他們的性命。1965 年，潘特里奇在同事的協助下，開發出攜帶型體外去顫器：儀器重達 70 公斤，靠兩個 12 伏特的車用蓄電池供電。隔年，這臺儀器裝置在救護車上使用。後來潘特里奇採用專為美國航太總署開發的小型電容器改良去顫器，把重量從 70 公斤減輕到只有 3 公斤。既輕巧又不需要插電的去顫器不但搶救了無數性命，更打破了過往只能送醫急救的醫療習慣，將緊急救護延伸到事故現場。

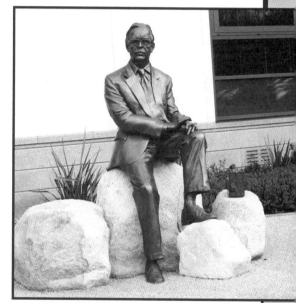

▲ 潘特里奇的紀念雕像。

　　被譽為「急診醫學之父」的潘特里奇認為：每個滅火器旁邊都要有去顫器，因為人的生命比財產更重要！沒多久他的理想實現了——可自動分析心跳、非醫療人員也可以使用的現代 AED 於 1978 年問世。現在，我們在人潮眾多的公共場所都可以看到醒目的 AED，隨時準備搶救失序的心臟！

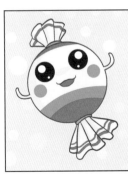

# 糖尿病—— 生活習慣要留意

糖尿病有三多，吃多、喝多、尿多……

爺爺，得了糖尿病後會有很多不好的症狀吔！

是啊，因為高血糖會危害身體健康，像是血液循環、神經、代謝都會出問題。

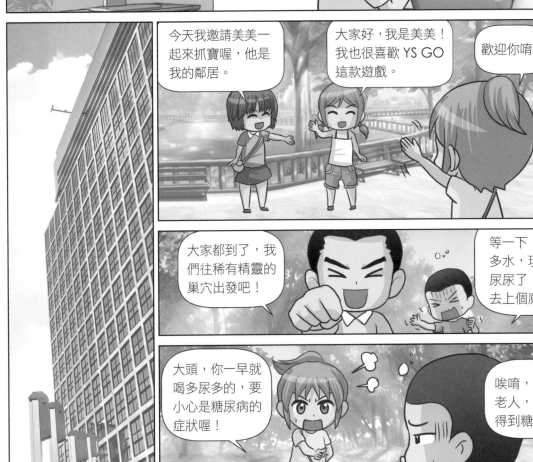

今天我邀請美美一起來抓寶喔，他是我的鄰居。

大家好，我是美美！我也很喜歡 YS GO 這款遊戲。

歡迎你唷～

大家都到了，我們往稀有精靈的巢穴出發吧！

等一下！我喝太多水，現在又想尿尿了，讓我先去上個廁所。

大頭，你一早就喝多尿多的，要小心是糖尿病的症狀喔！

唉唷，我又不是老人，怎麼可能得到糖尿病。

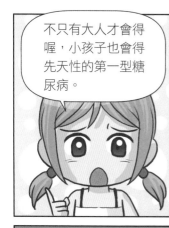

不只有大人才會得喔，小孩子也會得先天性的第一型糖尿病。

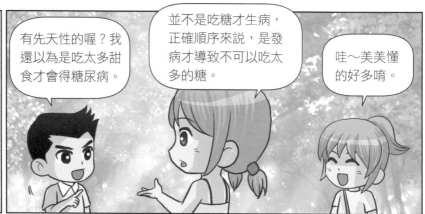

有先天性的喔？我還以為是吃太多甜食才會得糖尿病。

並不是吃糖才生病，正確順序來說，是發病才導致不可以吃太多的糖。

哇～美美懂的好多唷。

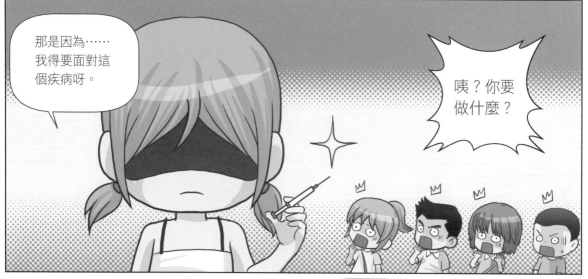

那是因為……我得要面對這個疾病呀。

咦？你要做什麼？

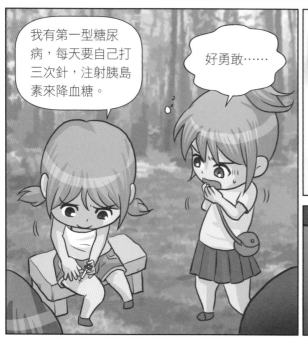

我有第一型糖尿病，每天要自己打三次針，注射胰島素來降血糖。

好勇敢……

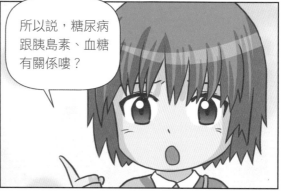

所以說，糖尿病跟胰島素、血糖有關係嘍？

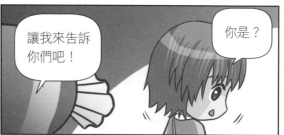

讓我來告訴你們吧！

你是？

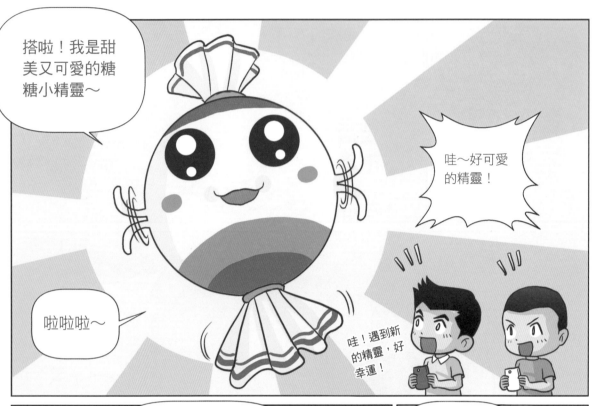

搭啦！我是甜美又可愛的糖糖小精靈～

哇～好可愛的精靈！

啦啦啦～

哇！遇到新的精靈，好幸運！

謝謝稱讚～呵呵，回到正題——

糖尿病是因為胰島素相關的功能異常，造成血糖過高而損害健康。

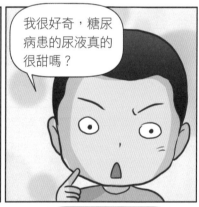

我很好奇，糖尿病患的尿液真的很甜嗎？

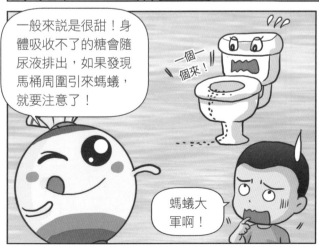

一般來說是很甜！身體吸收不了的糖會隨尿液排出，如果發現馬桶周圍引來螞蟻，就要注意了！

一個一個來！

螞蟻大軍啊！

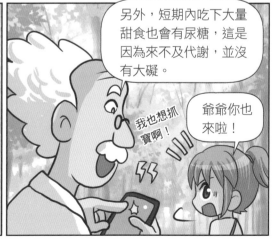

另外，短期內吃下大量甜食也會有尿糖，這是因為來不及代謝，並沒有大礙。

我也想抓寶啊！

爺爺你也來啦！

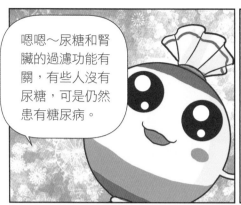
嗯嗯～尿糖和腎臟的過濾功能有關，有些人沒有尿糖，可是仍然患有糖尿病。

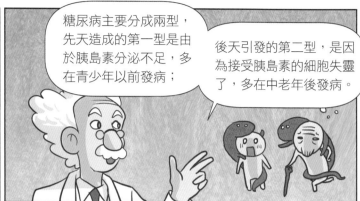
糖尿病主要分成兩型，先天造成的第一型是由於胰島素分泌不足，多在青少年以前發病；

後天引發的第二型，是因為接受胰島素的細胞失靈了，多在中老年後發病。

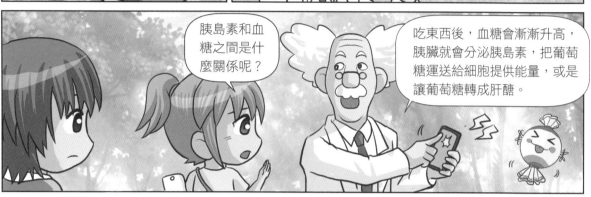
胰島素和血糖之間是什麼關係呢？

吃東西後，血糖會漸漸升高，胰臟就會分泌胰島素，把葡萄糖運送給細胞提供能量，或是讓葡萄糖轉成肝醣。

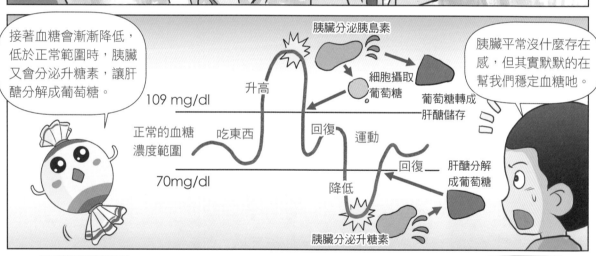
接著血糖會漸漸降低，低於正常範圍時，胰臟又會分泌升糖素，讓肝醣分解成葡萄糖。

胰臟分泌胰島素

細胞攝取葡萄糖

葡萄糖轉成肝醣儲存

109 mg/dl

升高

正常的血糖濃度範圍

吃東西

回復

運動

70mg/dl

降低

回復

肝醣分解成葡萄糖

胰臟分泌升糖素

胰臟平常沒什麼存在感，但其實默默的在幫我們穩定血糖呢。

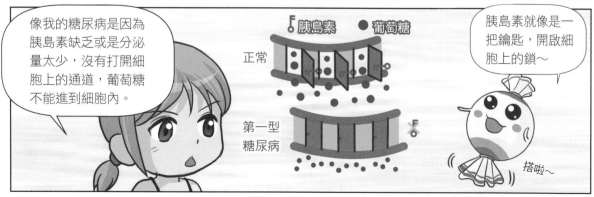
像我的糖尿病是因為胰島素缺乏或是分泌量太少，沒有打開細胞上的通道，葡萄糖不能進到細胞內。

ｆ 胰島素　● 葡萄糖

正常

第一型糖尿病

胰島素就像是一把鑰匙，開啟細胞上的鎖～

搭啦～

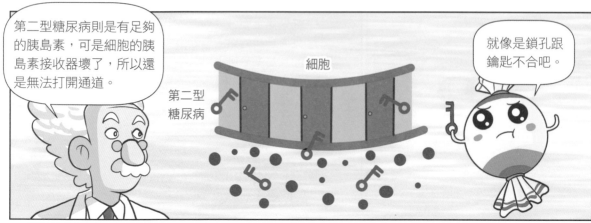

第二型糖尿病則是有足夠的胰島素，可是細胞的胰島素接收器壞了，所以還是無法打開通道。

細胞

第二型糖尿病

就像是鎖孔跟鑰匙不合吧。

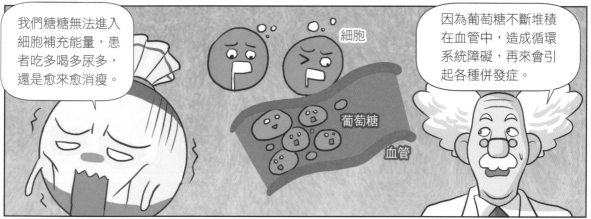

我們糖糖無法進入細胞補充能量，患者吃多喝多尿多，還是愈來愈消瘦。

細胞

葡萄糖

血管

因為葡萄糖不斷堆積在血管中，造成循環系統障礙，再來會引起各種併發症。

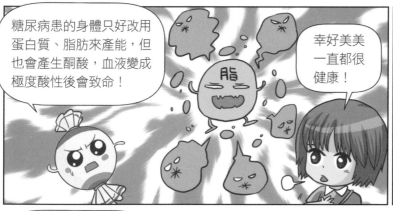

糖尿病患的身體只好改用蛋白質、脂肪來產能，但也會產生酮酸，血液變成極度酸性後會致命！

脂

幸好美美一直都很健康！

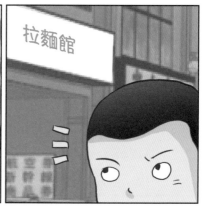

拉麵館

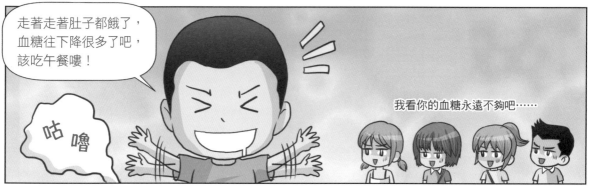

走著走著肚子都餓了，血糖往下降很多了吧，該吃午餐嚕！

咕嚕

我看你的血糖永遠不夠吧……

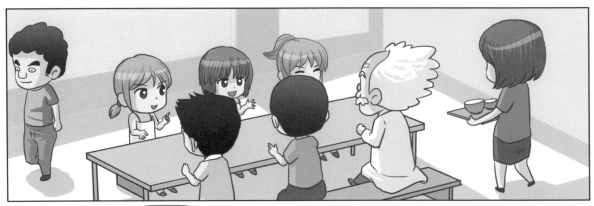

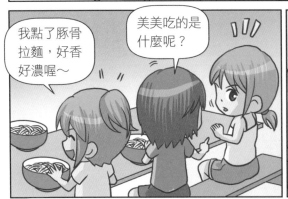

我點了豚骨拉麵,好香好濃喔～

美美吃的是什麼呢?

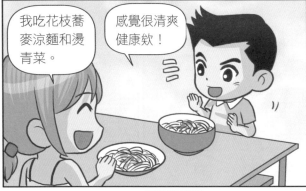

我吃花枝蕎麥涼麵和燙青菜。

感覺很清爽健康欸!

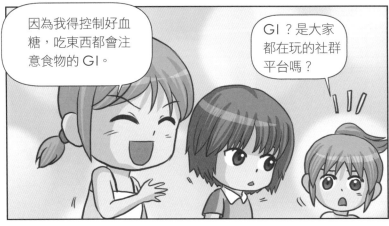

因為我得控制好血糖,吃東西都會注意食物的 GI。

GI ?是大家都在玩的社群平台嗎?

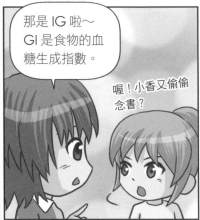

那是 IG 啦～GI 是食物的血糖生成指數。

喔!小香又偷偷念書?

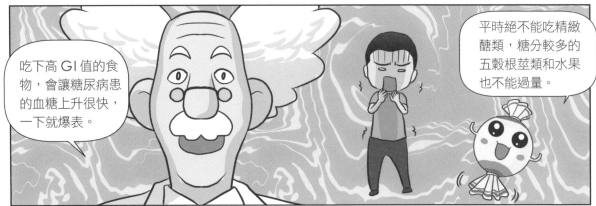

吃下高 GI 值的食物,會讓糖尿病患的血糖上升很快,一下就爆表。

平時絕不能吃精緻醣類,糖分較多的五穀根莖類和水果也不能過量。

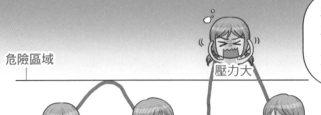

我吃的蕎麥麵、燙青菜是 GI 值較低的食物，可以讓血糖緩緩上升，保持穩定狀態。

糖尿病患的血糖波動較大，會受到情緒、壓力、運動等影響，過高或過低都有危險。

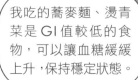

危險區域

壓力大

吃東西　　打球　　　注射胰島素

危險區域

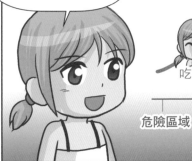

那要怎麼確定自己的血糖有沒有超過標準呢？

我每天都有固定測量自己的血糖喔。

這要怎麼量啊？

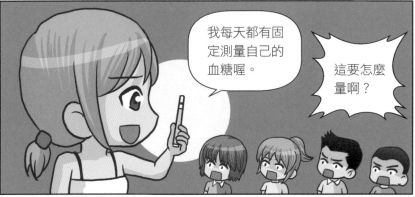

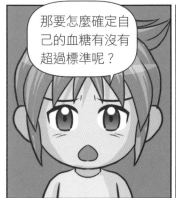

已經用酒精棉片消毒過手指了喔！

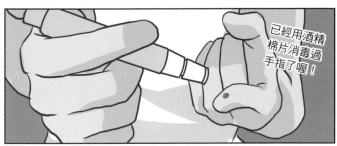

❶ 先用採血針刺手指、擠出血滴
❷ 用血糖計的試紙沾血滴

怎麼樣？這個數值正常嗎？

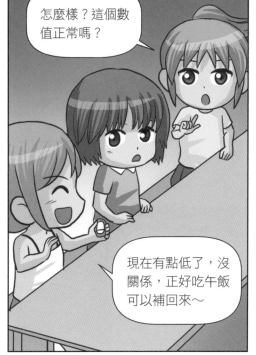

現在有點低了，沒關係，正好吃午飯可以補回來～

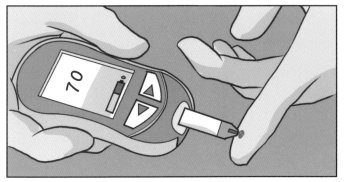

70

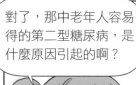
對了，那中老年人容易得的第二型糖尿病，是什麼原因引起的啊？

我聽說有家族病史的人都容易得到牠。

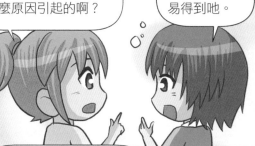

嗯，有相關遺傳基因的人容易誘發。但重點還是後天的「體質不良」。

咦？是說有容易得到糖尿病的體質？

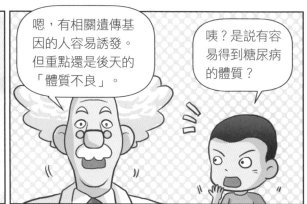

沒錯！生活習慣不佳、體重過重、缺少運動、有高血壓等慢性病，還有身體長期發炎的人，都可能得第二型糖尿病。

糖尿病會帶來很多併發症，像是心血管、視網膜、腎臟和皮膚病變……

嘖嘖～糖尿病簡直是大魔王啊！

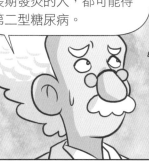

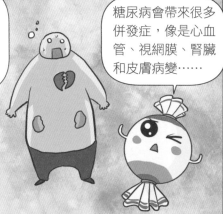

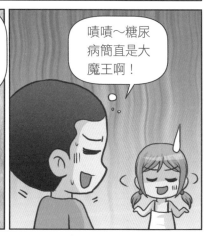

另外，病患的末梢容易循環不良，導致感覺麻木，若有傷口而不自知，容易細菌感染喔！

很多病患因為感覺不靈敏，到最後足部潰爛而得截肢！

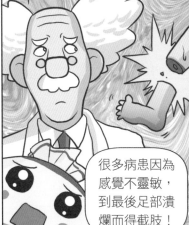

哇，老人家真的要多留意足部狀況……

咦……？

爺爺！爺爺！你怎麼都沒有感覺？！

！

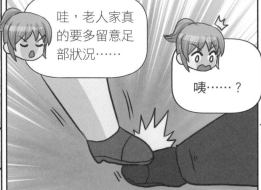

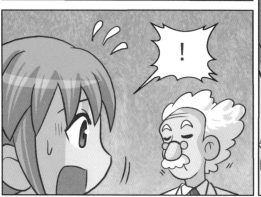

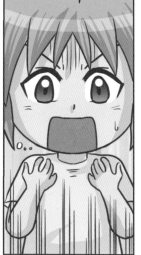

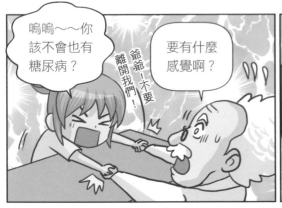

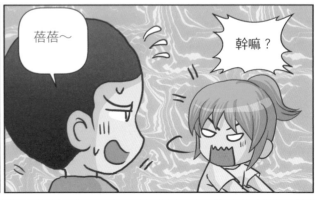

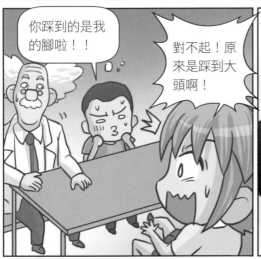

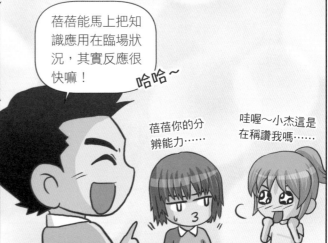

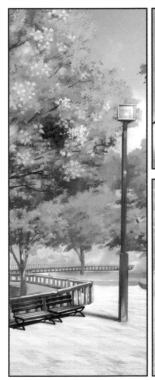

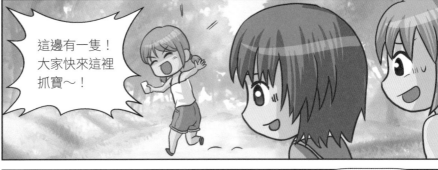

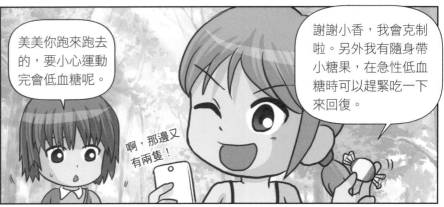

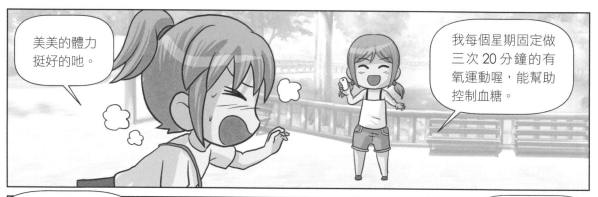

美美的體力挺好的也。

我每個星期固定做三次 20 分鐘的有氧運動喔，能幫助控制血糖。

美美做得很好，糖尿病患在飲食、運動、醫療三方面都要一起控制。

飲食上要均衡攝取六大類食物，以清淡、高纖、低脂為原則。

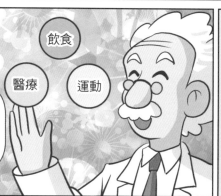

飲食

醫療　　運動

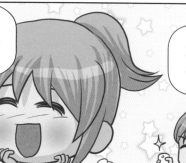

至於醫療方式有注射胰島素或口服降血糖藥物。

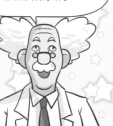

當然一般人也要養成良好的飲食和運動習慣，預防糖尿病。

嗯嗯！平時保健很重要啊。今天學到好多知識，又被小杰稱讚，真的很有收穫也。

還有抓到精靈唷。

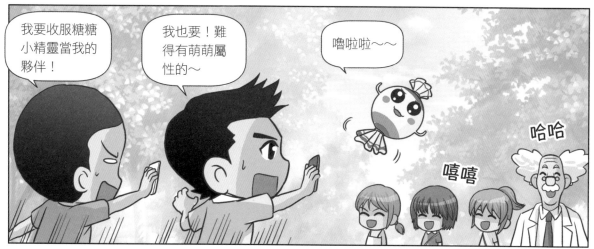

我要收服糖糖小精靈當我的夥伴！

我也要！難得有萌萌屬性的～

嚕啦啦～～

哈哈

嘻嘻

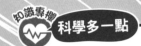

## 糖尿病與胰島素

　　糖尿病是指人體無法正常代謝糖分，導致血液中的葡萄糖濃度過高。一般來說，胰臟分泌的胰島素會讓血液中的葡萄糖進入細胞，使血糖濃度維持正常。如果胰島素的分泌或功用出了問題，導致血糖濃度過高，過多的葡萄糖從尿液排出，就是「糖尿」病。胰臟無法分泌胰島素的人，必須注射胰島素來控制血糖，因此胰島素的發現與製造拯救了許多糖尿病患。

　　用胰島素治療糖尿病並非一蹴可及，而是許多科學家接續完成的。1869 年，德國醫學生蘭格翰斯（Paul Langerhans）利用顯微鏡觀察，發現胰臟中有些特殊細胞像島嶼一樣散布著。後來科學家才知道，這些細胞會分泌胰島素，便以蘭格翰斯為名，稱它們為「蘭氏小島」。

　　1889 年，德國醫生梅倫（Joseph von Mering）和明考斯基（Oskar Minkowski）切除狗的胰臟，發現沒有胰臟的狗，尿液含有大量糖分，還出現了血糖升高、體重減輕、虛弱無力等糖尿病症狀，證實糖尿病源於胰臟。1901 年，美國醫師奧培（Eugene Opie）進一步指出，胰臟的蘭氏小島萎縮會導致糖尿病。綜合各項研究，科學家認為蘭氏小島分泌的物質可調控血糖，缺少這種物質的人會罹患糖尿病。於是，世界各地的科學家積極從胰臟萃取可治療糖尿病的物質，也就是後來所說的「胰島素」，但有些萃取物雖然能降低血糖，卻有嚴重副作用，遲遲無法應用在病人身上。

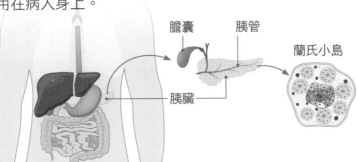

膽囊　　胰管　　蘭氏小島

胰臟

## 萃取、純化和量產

1921 年加拿大醫生班廷（Frederick G. Banting）與助手貝斯特（Charles Best），在多倫多大學生理學教授麥克勞德（John Macleod）的支持與指導下，利用狗進行實驗。他們結紮狗的胰臟導管，讓胰臟萎縮，但蘭氏小島可正常分泌；幾個星期後，取出狗的胰臟，萃取蘭氏小島的分泌物。接著把萃取物注射到切除胰臟而罹患糖尿病的狗身上，成功降低了狗的血糖濃度。隨後，生化學家柯利普（James Collip）加入研究團隊，協助班廷和貝斯特從牛的胰臟純化胰島素。1922 年，他們首次將萃取出來的胰島素應用在人身上。一位患有糖尿病、生命垂危的 14 歲男孩注射胰島素後，血糖恢復正常，糖尿病的症狀消失，找回了健康！隔年，班廷團隊與禮來藥廠合作，大量生產高純度的牛胰島素，治療成千上萬的糖尿病患。

隨著科技進步，現在糖尿病患者施打的胰島素大多是利用基因工程技術，讓帶有胰島素基因的細菌大量增殖而製造出來。有了生產胰島素的技術，糖尿病不再是不治之症，也澈底改變了糖尿病患者的命運。

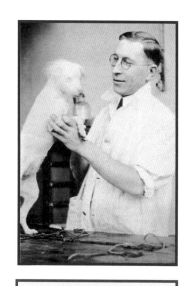

### 最年輕的諾貝爾生理醫學獎得主

班廷對於胰島素突破性的研究，讓他獲得 1923 年諾貝爾生理醫學獎；當時他 32 歲，是生醫獎歷來最年輕的得主。國際糖尿病聯盟及世界衛生組織為了紀念班廷，特地將他的生日 11 月 14 日訂為「世界糖尿病日」，同時呼籲大家認識這個疾病。

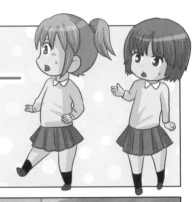

# 腳印裡的玄機——認識扁平足
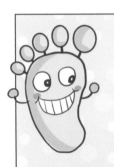

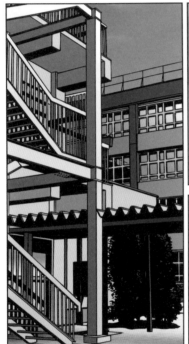

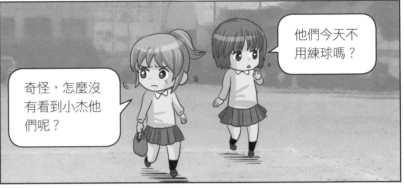

奇怪，怎麼沒有看到小杰他們呢？

他們今天不用練球嗎？

我還特地帶了飲料想要給小杰的説……

這樣我倆的關係就會更進一步了……

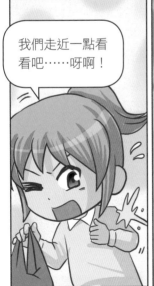

我們走近一點看看吧……呀啊！

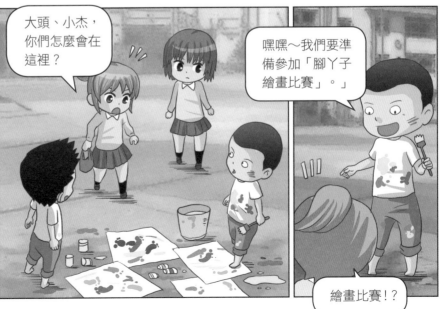

大頭、小杰，你們怎麼會在這裡？

嘿嘿～我們要準備參加「腳丫子繪畫比賽」。」

繪畫比賽!?

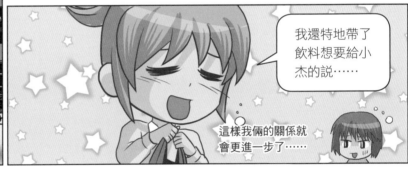

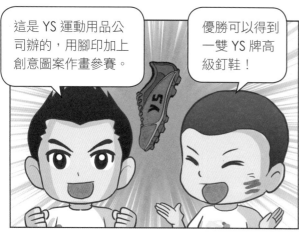

這是 YS 運動用品公司辦的，用腳印加上創意圖案作畫參賽。

優勝可以得到一雙 YS 牌高級釘鞋！

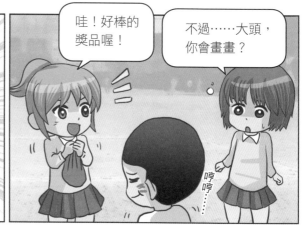

哇！好棒的獎品喔！

不過……大頭，你會畫畫？

哼哼……

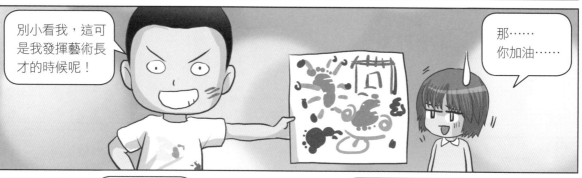

別小看我，這可是我發揮藝術長才的時候呢！

那……你加油……

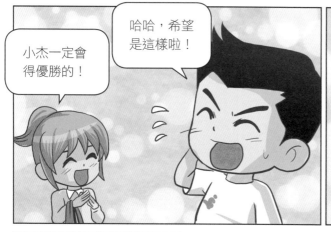

小杰一定會得優勝的！

哈哈，希望是這樣啦！

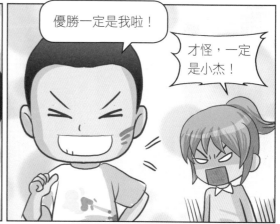

優勝一定是我啦！

才怪，一定是小杰！

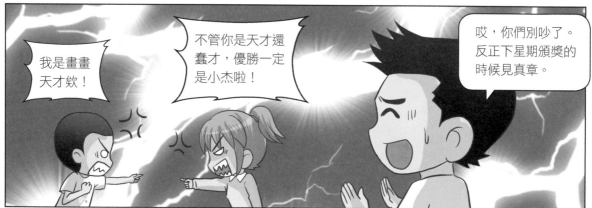

我是畫畫天才欸！

不管你是天才還蠢才，優勝一定是小杰啦！

哎，你們別吵了。反正下星期頒獎的時候見真章。

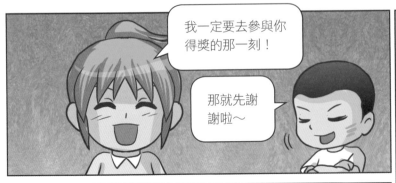

我一定要去參與你得獎的那一刻！

那就先謝謝啦～

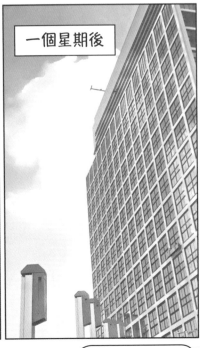

一個星期後

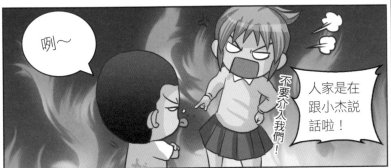

咧～

人家是在跟小杰說話啦！

不要介入我們！

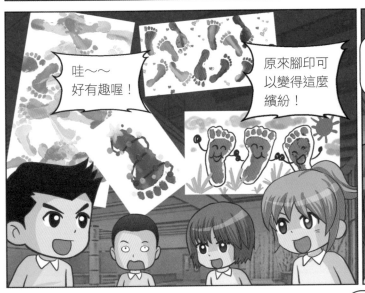

哇～～好有趣喔！

原來腳印可以變得這麼繽紛！

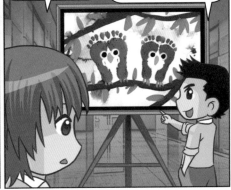

小杰的作品是哪一幅呢？

是這幅喔！這隻紅色鳥是我的腳印，那隻紫色鳥是大頭的。

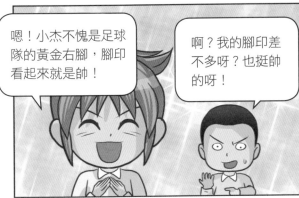

嗯！小杰不愧是足球隊的黃金右腳，腳印看起來就是帥！

啊？我的腳印差不多呀？也挺帥的呀！

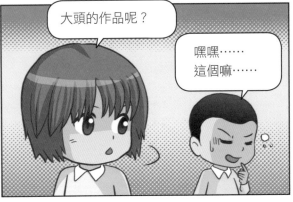

大頭的作品呢？

嘿嘿……這個嘛……

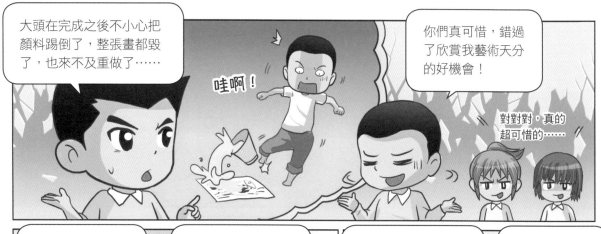

大頭在完成之後不小心把顏料踢倒了，整張畫都毀了，也來不及重做了……

哇啊！

你們真可惜，錯過了欣賞我藝術天分的好機會！

對對對，真的超可惜的……

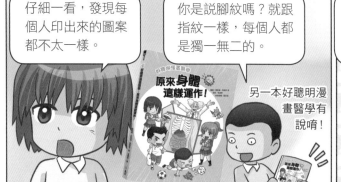

仔細一看，發現每個人印出來的圖案都不太一樣。

你是說腳紋嗎？就跟指紋一樣，每個人都是獨一無二的。

另一本好聰明漫畫醫學有說唷！

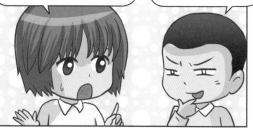

除了紋路還有整體形狀，有的窄、有的寬，做出的圖案就不同。

可能是腳底肉比較肥厚和比較瘦的差異吧？

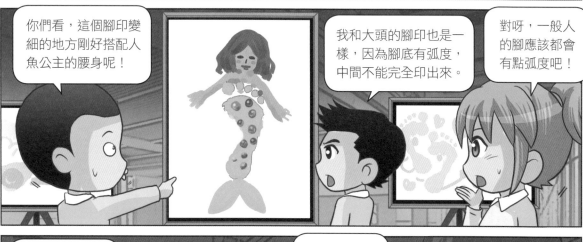

你們看，這個腳印變細的地方剛好搭配人魚公主的腰身呢！

我和大頭的腳印也是一樣，因為腳底有弧度，中間不能完全印出來。

對呀，一般人的腳應該都會有點弧度吧！

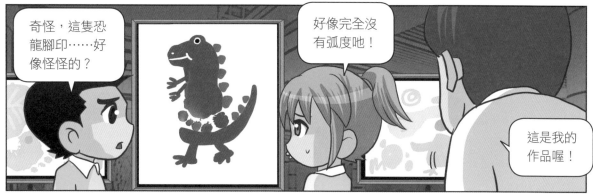

奇怪，這隻恐龍腳印……好像怪怪的？

好像完全沒有弧度叻！

這是我的作品喔！

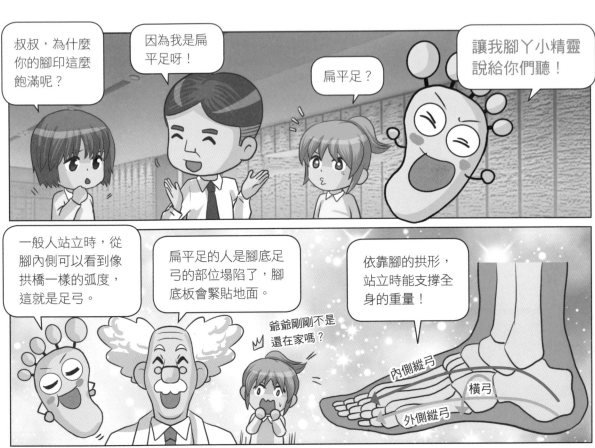

叔叔，為什麼你的腳印這麼飽滿呢？

因為我是扁平足呀！

扁平足？

讓我腳丫小精靈說給你們聽！

一般人站立時，從腳內側可以看到像拱橋一樣的弧度，這就是足弓。

扁平足的人是腳底足弓的部位塌陷了，腳底板會緊貼地面。

依靠腳的拱形，站立時能支撐全身的重量！

爺爺剛剛不是還在家嗎？

內側縱弓

橫弓

外側縱弓

這樣的力學結構可以提供彈力、緩衝避震，減少對關節的傷害。

把腳印對照腳的骨骼結構是這樣的，正常足弓的腳印中間稍窄，高足弓的腳印幾乎只剩前腳掌和腳跟。

扁平足就像你們看到的，是完整的腳印。

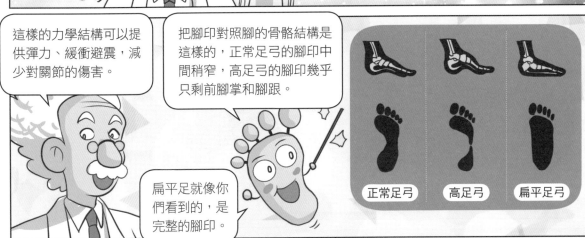

正常足弓　　高足弓　　扁平足弓

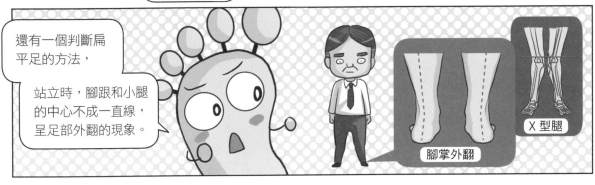

還有一個判斷扁平足的方法，

站立時，腳跟和小腿的中心不成一直線，呈足部外翻的現象。

腳掌外翻

X 型腿

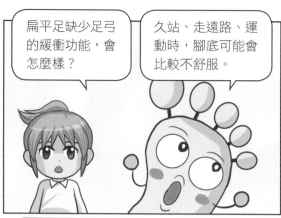

扁平足缺少足弓的緩衝功能，會怎麼樣？

久站、走遠路、運動時，腳底可能會比較不舒服。

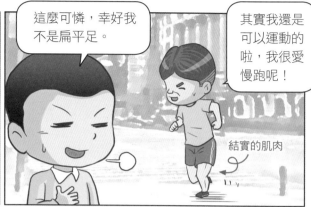

這麼可憐，幸好我不是扁平足。

其實我還是可以運動的啦，我很愛慢跑呢！

結實的肌肉

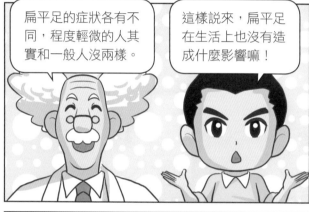

扁平足的症狀各有不同，程度輕微的人其實和一般人沒兩樣。

這樣說來，扁平足在生活上也沒有造成什麼影響嘛！

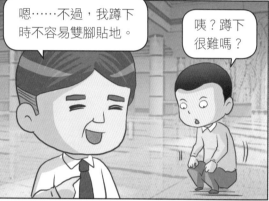

嗯……不過，我蹲下時不容易雙腳貼地。

咦？蹲下很難嗎？

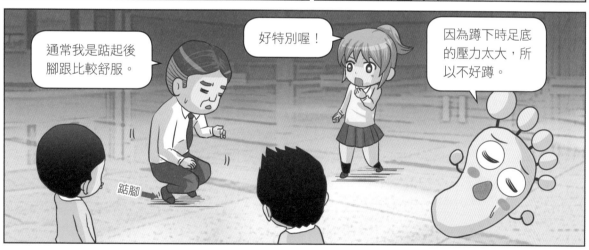

通常我是踮起後腳跟比較舒服。

好特別喔！

因為蹲下時足底的壓力太大，所以不好蹲。

踮腳

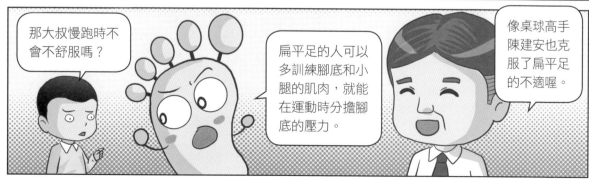

那大叔慢跑時不會不舒服嗎？

扁平足的人可以多訓練腳底和小腿的肌肉，就能在運動時分擔腳底的壓力。

像桌球高手陳建安也克服了扁平足的不適喔。

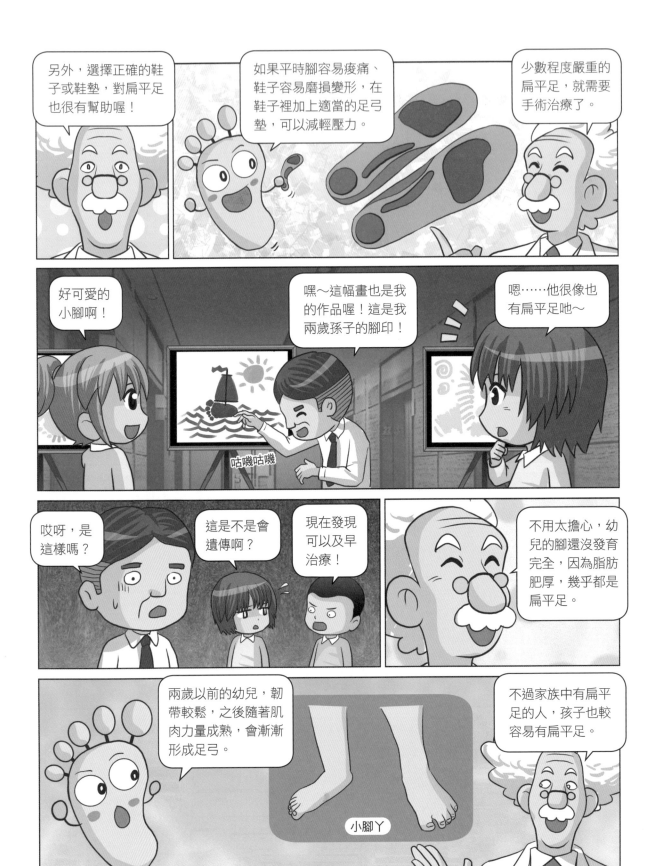

138

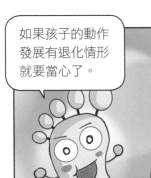

如果孩子的動作發展有退化情形就要當心了。

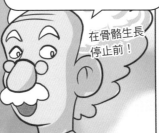

很嚴重的小兒扁平足，醫生建議最慢在青春期要進行手術治療。

在骨骼生長停止前！

嗯，我會好好注意的。

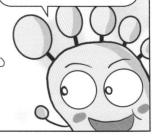

小朋友多赤腳活動，訓練足底肌肉，可以改善扁平足喔！

對了，剛剛提到高足弓的人，腳印會跟這幅小鵝一樣嘍？足弓的腳印好窄。

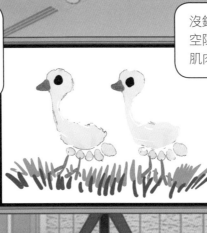

沒錯。他們足弓的空隙很大，腳底的肌肉更緊繃。

高足弓的人比較少見一點。

他們會有什麼症狀嗎？

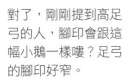

高足弓的施力點都在腳掌和腳跟，彈性比扁平足還要差，腳底容易發炎。

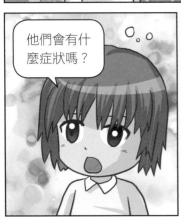

可以穿有避震功能的鞋子減緩壓力。

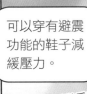

活動受影響的人還是要去看醫生喔！

那……你是扁平足嗎？

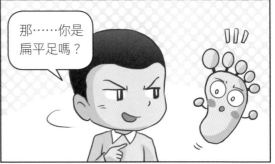

139

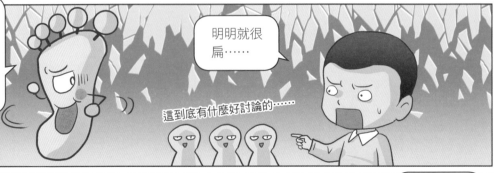

基本上，我的腳⋯⋯呃不，我的臉，是很立體的啊，哪裡扁？！

明明就很扁⋯⋯

這到底有什麼好討論的⋯⋯

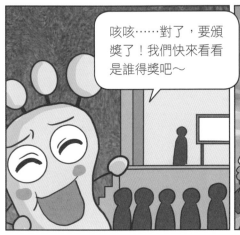

咳咳⋯⋯對了，要頒獎了！我們快來看看是誰得獎吧～

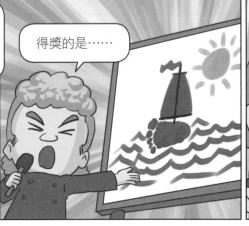

得獎的是⋯⋯

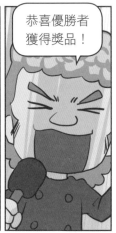

恭喜優勝者獲得獎品！

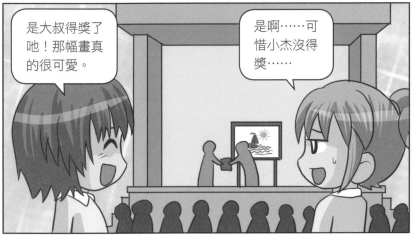

是大叔得獎了吔！那幅畫真的很可愛。

是啊⋯⋯可惜小杰沒得獎⋯⋯

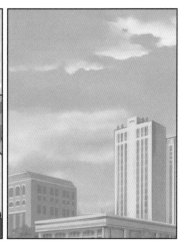

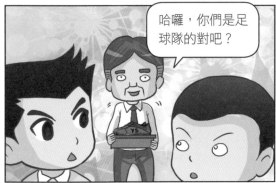

哈囉，你們是足球隊的對吧？

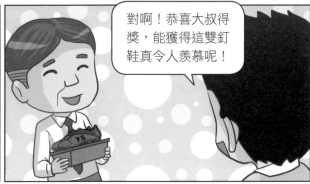

對啊！恭喜大叔得獎，能獲得這雙釘鞋真令人羨慕呢！

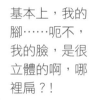

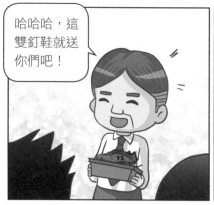

哈哈哈，這雙釘鞋就送你們吧！

真的嗎！？

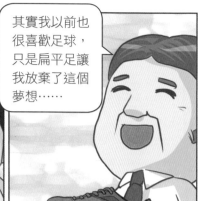

其實我以前也很喜歡足球，只是扁平足讓我放棄了這個夢想……

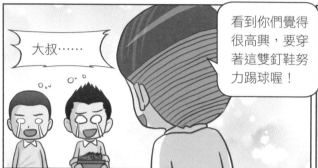

大叔……

看到你們覺得很高興，要穿著這雙釘鞋努力踢球喔！

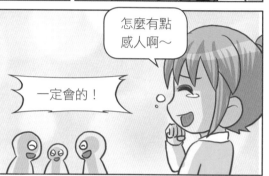

怎麼有點感人啊～

一定會的！

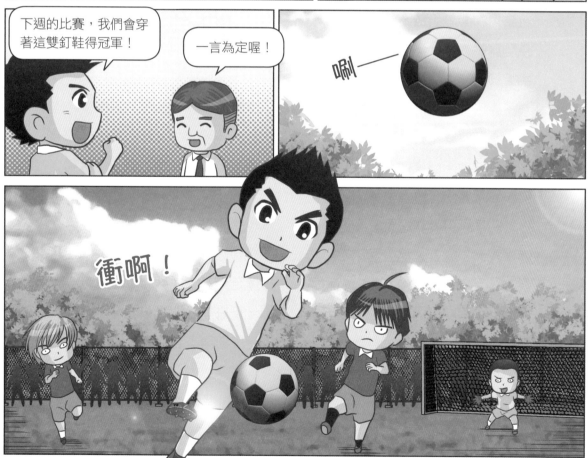

下週的比賽，我們會穿著這雙釘鞋得冠軍！

一言為定喔！

唰——

衝啊！

# 足下學問多

　　身體有個部位，總是默默的「支持」我們，無論是站立、走路、跑步、跳躍，還是踢足球、騎腳踏車……統統要靠它，如果沒有這個部位，我們就動彈不得，哪裡也去不了，更別說做喜歡的運動了。這位身體上的無名英雄就是──腳。

　　腳的構造非常複雜，從腳踝、腳掌到腳趾總共有 26 塊骨頭，一雙腳加起來有 52 塊，占全身骨頭的四分之一。這些大大小小的骨頭與肌肉、肌腱、韌帶等組織，組合成可承受身體重量又能靈活運動的腳。腳部的結構或組織一旦損

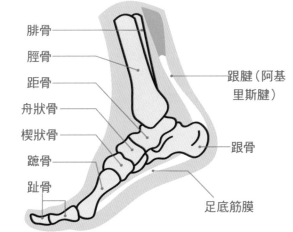

壞，會影響人體的活動能力。舉例來說，踝關節有多條韌帶，下樓梯時不小心踩空或是打球跑跳落地時，腳踝內翻而「翻船」，踝關節外側的韌帶往往會因過度伸展而撕裂，造成關節腫脹，形成腳踝扭傷，使得我們沒辦法正常行走。

　　除了韌帶受傷，位於腳底的結締組織也可能發炎，導致腳跟、足弓等處疼痛，尤其是早上起床，腳踩到地板，腳底會強烈刺痛，這種病症稱為「足底筋膜炎」。足底筋膜是一片支撐足弓的腳底結締組織，大致呈扇狀，從腳跟的跟骨延伸到五根腳趾骨。足底筋膜非常強韌，走路或跑步時會伸展以吸收來自地面的衝擊力。足底筋膜炎容易發生在足底筋膜退化的老年人或過度使用而造成足底筋膜損傷的人，像是工作需要長時間站立或行走的人、田徑及球類運動員等等。另外，扁平足或高足弓

的人也容易發生，因為足弓結構異常會讓足底筋膜受到不正常的拉扯。

　　走路會痛的病症還有「拇趾外翻」。這種主要由遺傳造成的足部畸形是大拇趾向外側傾斜，與第二腳趾靠在一起。穿上鞋子時，大拇趾關節會和鞋子摩擦而腫脹發炎，造成疼痛，影響行走。拇趾外翻的角度如果太大，擠壓到第二腳趾，會造成第二腳趾彎曲變形，甚至和大拇趾交疊在一起，穿鞋走路就更加痛苦了。

## 香港腳，癢又癢

　　腳的皮膚也可能被黴菌侵襲，出現搔癢、脫皮、水泡，甚至發紅糜爛、表皮鱗狀剝落等症狀，尤其是腳趾的趾縫處，這種腳部皮膚病就是俗稱「香港腳」的「足癬」。黴菌喜歡生長在溫暖潮溼的地方，而腳很容易出汗，如果我們長時間穿著不透氣的鞋襪，會形成適合黴菌生長繁殖的環境。黴菌感染趾甲或手指甲是「甲癬」，俗稱「灰指甲」，會造成趾（指）甲增厚、變色、脆裂。

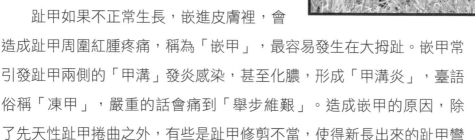

　　趾甲如果不正常生長，嵌進皮膚裡，會造成趾甲周圍紅腫疼痛，稱為「嵌甲」，最容易發生在大拇趾。嵌甲常引發趾甲兩側的「甲溝」發炎感染，甚至化膿，形成「甲溝炎」，臺語俗稱「凍甲」，嚴重的話會痛到「舉步維艱」。造成嵌甲的原因，除了先天性趾甲捲曲之外，有些是趾甲修剪不當，使得新長出來的趾甲彎曲，容易刺進皮膚裡。有些是穿太緊的鞋子，趾甲受到壓迫而變形。

　　腳是重要的夥伴，我們不太能改變先天因素，但可以好好照護雙腳，正確修剪趾甲、保持足部乾淨、挑雙合適的鞋子，才能走得更遠！

# 好聰明漫畫醫學：生病了該怎麼辦？

編劇／謝宜珊、郭雅欣、翁嘉文、許雅筑、李承恩
漫畫／曾建華

知識專欄／張容瑱

出版六部總編輯／陳雅茜
資深編輯／盧心潔
美術設計／趙　璦

圖片來源／p18 上圖 © flickr/sebastien lebrigand；p18 下圖、p19、p28、p29、p40、p41、p75、p118 中圖、p119© Wikimedia Commons；p40、p41、p51、p63、p84、p85、p94、p95、p107、p118 上圖、p130、p142、p143 © Shutterstock；p50 © National Library of Medicine；p62 © Metropolitan Museum of Art；p94 © 李名揚；p95 © 臺灣物種名錄，馬承漢；p106 © 私立高雄醫學大學；p131 © Wellcome Collection gallery

發行人／王榮文
出版發行／遠流出版事業股份有限公司
　　　　　地址：臺北市中山北路一段 11 號 13 樓
　　　　　電話：02-2571-0297　傳真：02-2571-0197　郵撥：0189456-1
　　　　　遠流博識網：www.ylib.com　電子信箱：ylib@ylib.com
著作權顧問／蕭雄淋律師

ISBN 978-957-32-9144-2
2021 年 8 月 1 日初版
版權所有・翻印必究
定價・新臺幣 320 元

好聰明漫畫醫學：生病了該怎麼辦？／
謝宜珊、郭雅欣、張容瑱等著;曾建華繪.
-- 初版. -- 臺北市：遠流出版事業股份有
限公司, 2021.08
　面；公分
ISBN 978-957-32-9144-2（平裝）
1. 家庭醫學 2. 保健常識 3. 漫畫
410.46　　　　　　　　110007819

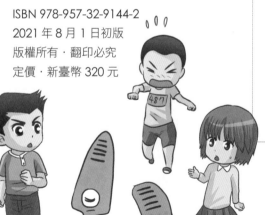